DIETA CHETOGENICA

LA DIETA A BASSO CONTENUTO DI CARBOIDRATI. AUMENTA IL METABOLISMO ATTRAVERSO IL PROCESSO DI CHETOSI FAVORENDO LA PERDITA DI PESO IN MODO SEMPLICE E VELOCE

DOLORES BELLUCCI

INDICE

INTRODUZIONE

Una dieta con un adeguato apporto proteico, ad alto contenuto di grassi e a basso consumo di carboidrati è la giusta definizione di dieta chetogenica. Questa dieta è stata principalmente formulata come un piano alimentare speciale volta a controllare i sintomi dell'epilessia nei bambini. I pasti giornalieri previsti in questa dieta forniscono proteine in quantità appena abbastanza per consentire il giusto peso e l'altezza nel periodo di crescita dei bambini. Le calorie sono quindi calcolate e fornite in quantità sufficienti per supportare il mantenimento di peso in base al peso e all'altezza del bambino. La dieta chetogenica è stata introdotta per la prima volta nel 1924 presso la clinica Mayo del dottor Russel Wilder che ha scoperto che mettendo i pazienti epilettici a digiuno, i sintomi dell'epilessia diventavano meno frequenti rispetto a una dieta classica in cui si incorpora un rapporto grassi/combinazione di proteine e carboidrati le cui fonti di cibo ad alto contenuto di carboidrati vengono eliminate dalla dieta. Gli alimenti ricchi di carboidrati sono: le verdure, la frutta, i cereali, la pasta e lo zucchero. La popolarità di questa dieta come mezzo per controllare l'epilessia è diminuita nei decenni successivi con l'avvento delle droghe anticonvulsivanti. La maggior parte dei pazienti e degli operatori sanitari ha trovato più facile somministrare pillole che aderire alla rigorosa dieta chetogenica. Tuttavia, ci sono ancora alcuni che hanno offerto e utilizzato la dieta come opzione di trattamento. Un esempio è Johns Hopkins Medical e pochi altri medici. Successivamente, a metà degli anni '90, c'è stato un riemergere dell'interesse sulla dieta chetogenica come opzione di gestione per l'epilessia. Il produttore cinematografico Jim Abrahams aveva un figlio di 2 anni che soffriva di un disturbo convulsivo. Il bambino era stato sottoposto a trattamento, che comprendeva la dieta chetogenica. Le convulsioni sono state controllate con successo dopo aver seguito a dovere questa dieta. Grazie ai successi ottenuti, la famiglia fondò "La Fondazione Charlie" che ha aiutato a finanziare le ricerche sulla dieta chetogenica. Venne realizzato il film *First do no harm* nel 1997 con Meryl Streep e diretto dallo stesso Jim Abrahams. Il film ha contribuito a rendere il pubblico più consapevole di questa dieta come forma utile di trattamento. Da quel momento in poi, è esploso un vero e proprio interesse scientifico per il funzionamento e il miglioramento della dieta chetogenica e di tutti i suoi possibili usi.

Durante una dieta chetonica, il corpo produce chetoni nel fegato e questi sono usati come fonte di energia. Il corpo produce meno insulina e glucosio e verrà indotto uno stato di chetosi. La chetosi è in sostanza un processo naturale che si verifica quando la nostra assunzione di cibo è inferiore al solito. Il corpo si adatterà presto a questo stato e quanto prima potrai iniziare a perdere peso e a dimagrire velocemente in poco tempo ma senza perdere le forze. Anzi, diventerai anche più sano e il tuo fisico e le prestazioni mentali miglioreranno. I livelli di zucchero nel sangue miglioreranno e non sarai predisposto al diabete. Inoltre, l'epilessia e le malattie cardiache possono essere prevenute se si segue una dieta chetogenica. Il livello di colesterolo migliorerà e ti sentirai bene in pochissimo tempo. Come ti sembra? Una dieta chetogenica è semplice e facile da seguire fintanto che si seguono alcuni semplici regole. Non è necessario apportare grandi modifiche, ma ci sono alcune cose che dovresti sapere.

CAPITOLO UNO

Quali sono i concetti di una dieta chetogenica?

ll piano alimentare della dieta chetonica consiglia l'assunzione quotidiana di carboidrati per un massimo di 20-50 grammi al giorno (e non di più). Anche l'assunzione di proteine è moderata e varia in base al sesso, all'altezza e alle attività che l'individuo svolge durante la giornata. Le calorie sono bilanciate in base al consumo di grassi. La ripartizione delle calorie in genere e' quanto segue: il 70-75% si assume dai grassi o dalle calorie giornaliere, il 20-25% da fonti proteiche o 5-10% dai carboidrati alimentari. Il rapporto tra i cibi mira a indurre e mantenere uno stato di chetosi. La dieta chetonica prevede inoltre più grassi e proteine moderate rispetto ad altre diete. I grassi non influiscono sui livelli di insulina e di zucchero nel sangue. Le proteine possono influenzare l'insulina e la glicemia se consumate in grandi quantità. Quindi, la dieta chetogenica consiglia un consumo moderato. Circa il 56% delle proteine in eccesso consumate viene convertito in zucchero. Questo invertirà lo stato di chetosi della combustione dei grassi e in questo modo il corpo reagirà al glucosio rilasciato dalla degradazione proteica. Proteine magre e grassi inadeguati nella dieta possono portare al morbo di caribù o morte per malnutrizione, quella grave condizione che si riferisce causata da un eccessivo consumo di carne magra accompagnata da una mancanza di fonti di sostanze nutritive. Questa è l'estrema conseguenza di una dieta la cui base è costituita principalmente da proteine scarse. La diarrea è il sintomo principale che può diventare grave e può portare alla morte. Nei primi 3 giorni a una settimana di pura dieta proteica magra, si verifica la diarrea. Se i grassi adeguati non sono ancora inclusi nei giorni successivi, la diarrea peggiora e può portare a disidratazione e morte. Una dieta ricca di grassi può essere più salutare. Dipende dal tipo e dalla fonte di grassi. Grazie alla dieta chetonica si aumentano i livelli di HDL (colesterolo buono) mentre si abbassano i livelli di trigliceridi. Questo tipo di profilo è legato a una maggiore protezione contro gli attacchi di cuore e altri problemi cardiovascolari.

Come funziona la dieta chetonica?

La dieta chetogenica costringe il corpo a entrare in uno stadio di chetosi. Il corpo ha quindi la tendenza a utilizzare prima i carboidrati come fonte di energia. Questo perché i carboidrati sono i più facili da digerire e da assorbire. Quando il corpo esaurisce i carboidrati, passa al consumo di grassi e proteine rimanenti. In sostanza, il corpo utilizza l'energia in modo gerarchico: in primo luogo, il corpo utilizza i carboidrati finché sono disponibili. Solo dopo passa ai grassi come prossima fonte alternativa. La conversione delle proteine in energia è l'ultimo stadio, che di solito avviene nell'estrema privazione di carboidrati e quando le riserve di grasso sono già esaurite. La digestione delle proteine porta al deperimento muscolare, ovvero al modo in cui il corpo digerisce le proteine. Il corpo normalmente entra quindi nella fase di chetosi che è simile a quello che accade durante lo stato di digiuno. Un esempio di chetosi avviene quando stiamo dormendo. Il corpo tende a bruciare i grassi per produrre energia mentre il corpo si ripara e cresce durante il sonno. In un pasto medio regolare, i carboidrati costituiscono la maggior parte delle calorie. Il corpo è incline a utilizzare i carboidrati come energia e immagazzinare gli altri nutrienti (cioè grassi e proteine). Nella dieta chetogenica, la maggior parte delle calorie proviene dai grassi piuttosto che dai carboidrati. I carboidrati in una dieta chetogenica sono bassi.

Il corpo ha comunque bisogno di un rifornimento

costante di energia durante tutto il periodo. Se non c'è grasso immagazzinato, le proteine nei muscoli restano le prossime in linea come fonti di energia. Per evitare ciò, la dieta dovrebbe essere ricca di grassi. La cosa principale della dieta chetogenica è imitare una modalità di fame. Riduce le calorie e riduce drasticamente le calorie dei carboidrati, privando l'organismo di carboidrati immediati e facilmente convertibili. Questo costringe il corpo a passare alla modalità brucia grassi stimolando anche il rilascio di catecolamine (ormoni che mobilizzano il grasso), cortisolo (ormone che scompone o metabolizza) e ormoni della crescita. Questa triade di ormoni provoca lo stato di chetosi o la modalità di combustione dei grassi.

Chetoni e chetosi: Definizioni

I chetoni o corpi chetonici sono tre composti normalmente presenti nel nostro sangue in piccole quantità che, sono l'acetone, l'acido aceto acetico e l'acido β-idrossibutirrico. Sono sintetizzati dalla cellula epatica in caso di eccesso di acetil-CoA e la loro concentrazione plasmatica è definita chetonemia. Il processo della formazione dei corpi chetonici a partire dall'acetil-CoA si chiama chetogenesi. La chetogenesi costituisce il processo che serve a ridurre il consumo di proteine utilizzate per la gluconeogenesi in caso di digiuno prolungato e che serve anche a fornire energia sotto forma di beta-idrossibutirrato e aceto acetato. L'aceto acetato e il D-Beta-idrossibutirrato possono essere ossidati nel ciclo dell'acido citrico per produrre energia in tessuti come la corteccia renale, il cuore e il muscolo scheletrico.

Il cervello se privato del cibo e in condizioni di digiuno prolungato, ossia quando il glucosio è scarsamente disponibile, può adattarsi a utilizzare i corpi chetonici (escluso l'acetone) come riserva energetica. Sono quindi usati come fonte di energia in molti tessuti con l'eccezione del fegato in quanto mancante dell'enzima tioforasi anche chiamato β-chetoacil-CoA transferasi. Solo l'acetone è prodotto in piccole quantità ed è eliminato direttamente con la respirazione, gli altri due no. La continua produzione ed esportazione dei corpi chetonici consente il processo di ossidazione degli acidi grassi quando l'acetil-coA non viene ossidato nel ciclo di Krebs. Avviene uno squilibrio nella presenza ematica di corpi chetonici ed è una conseguenza di notevole rilevanza in eventi fisiologici e patologici ogni volta che i corpi chetonici si accumulano, ad esempio durante il digiuno e negli individui affetti da diabete mellito.

La dieta chetogenica è appositamente progettata per indurre i chetosi nel corpo. Quando il glucosio nel corpo scende a livelli molto bassi, il corpo passa al grasso come fonte di energia. Il corpo brucia i grassi immagazzinati e li converte in energia. Il metabolismo dei grassi produce molecole chiamate chetoni che sono composti da due gruppi di atomi legati tra loro da un gruppo funzionale carbonilico, può essere utilizzato dalle cellule come fonte di energia. Il cervello, in particolare, può utilizzare i chetoni per circa il 70-75% della sua energia requisita.

Cos'è la chetosi?

Il corpo entra in uno stato chetonico quando non c'è abbastanza quantità di glucosio nelle cellule. Non ci sono abbastanza carboidrati per soddisfare il fabbisogno di glucosio nell'organismo. La chetosi è quindi un processo indotto quando si verificano le seguenti condizioni:

• Fame: La fame e gli stati di digiuno comportano un'assunzione inadeguata o nulla di cibo che il corpo può digerire e convertire in glucosio. Il corpo normalmente entra in modalità di fame durante il sonno, saltando i pasti o durante il digiuno. La mancanza di assunzione di cibo si traduce in un calo in livelli di glucosio nel sangue. Le riserve di glicogeno (glucosio immagazzinato) vengono mobilitate. Vengono convertiti in glucosio per essere utilizzati dal corpo come energia. Per aumentare la conversione del glicogeno, il corpo inizia a bruciare i grassi immagazzinati. La chetogenesi avviene in risposta allo stato chetonico (mancanza di glucosio disponibile). Questo è in sostanza il processo che metabolizza i grassi per produrre una forma di energia alternativa- chetoni.

• Problemi di insulina

• Basso apporto di carboidrati

Gli effetti dei chetosi nel corpo

La chetosi provoca il rilascio di chetoni nel corpo ovvero delle molecole che possono causare alcuni sintomi con effetti negativi o positivi. In genere gli effetti negativi sperimentati svaniscono gradualmente man mano che il corpo si adatta ai chetoni come fonti di energia. La maggior parte delle persone è in grado di adattarsi entro la fine della prima settimana dopo aver iniziato una dieta chetogenica. Ad altri serve fino a due settimane per abituarsi del tutto. Tuttavia, può occorrere fino a 12 settimane affinché il corpo si adatti totalmente alla combustione dei grassi. Gli effetti desiderati di solito richiedono più tempo per essere raggiunti. Si osservano lievi effetti tra 6 e 8 settimane tra cui:

- Mal di testa
- Fatica o lentezza
- Lieve debolezza
- Lieve irritabilità
- Vertigini
- Colesterolo alto (se troppi grassi malsani)

Questo effetto si verifica solo quando il meccanismo di controllo del corpo non funziona a dovere. Perché la mancanza di insulina consente ai livelli di chetoni di aumentare di livello e ciò può già diventare tossico per il corpo. Questa condizione è chiamata chetoacidosi. In ogni caso, i chetoni indotta dalla dieta non è sufficiente a causare questa condizione. Nei bambini, le diete chetogeniche possono essere utilizzate come parte della gestione dell'epilessia. Di seguito sono riportati alcuni degli effetti collaterali segnalati di questa dieta:

- Disidratazione
- Costipazione

• Rene o calcoli biliari

• Sonnolenza

• Esacerbazione del reflusso gastroesofageo

• Crescita rallentata o scarsa

•Aumento del rischio di lividi o fratture

• Rifiuto psicosociale del cibo

• Eccesso di chetosi e acidosi

Le donne con epilessia che usano la dieta chetogenica possono sperimentare: • Irregolarità mestruali

• Problemi agli occhi

• Diminuzione della densità ossea

• Pancreatite

Le carenze di micronutrienti possono derivare dalle restrizioni. La maggior parte degli alimenti ricchi di carboidrati sono anche ricchi di vitamine e minerali. Severe restrizioni sull'assunzione di carboidrati possono causare carenze di questi nutrienti essenziali. Risulta quindi molto importante considerare l'assunzione di micronutrienti (vitamine e minerali) insieme al conteggio dei macronutrienti (grassi, proteine e carboidrati) e proporzione nei pasti. Può anche essere necessaria un'integrazione per evitare stati di carenza.

Punti fondamentali da tenere in considerazione

L'effetto collaterale più importante del seguire la dieta chetogenica è l'influenza chetogenica. Dal momento che il regime alimentare provocherà più frequentemente il desiderio di urinare, il risultato è un basso livello di elettroliti, che provocano una sorta di "influenza chetogenica". Tutto quello che devi fare è bere molta acqua durante l'assunzione di integratori (integratori contenenti magnesio, sodio e potassio) per bilanciare i livelli di elettroliti. Oppure, in alternativa, puoi aumentare il consumo di magnesio, sodio e potassio bilanciando ogni pasto nel modo giusto. Per evitare altri effetti collaterali della dieta chetogenica, prova a bilanciare i macronutrienti. È quindi fondamentale seguire una dieta varia (maiale, pollo, pesce, uova, verdure a foglia verde) con abbastanza verdure per bilanciare le vitamine del gruppo B. Inoltre, qualsiasi eccesso sarà controproducente. Per ottenere grandi risultati, adatta la dieta chetogenica alla quantità esatta di macronutrienti e calorie di cui il corpo ha bisogno per perdere peso.

CAPITOLO DUE

Gli usi della dieta chetogenica

Con la dieta chetogenica il corpo diventa un brucia-grassi e non più "una macchina dipendente dai carboidrati". Dunque, quella sensazione di dover consumare carboidrati per restare in forma non esiste più. La ricerca mostra che in una dieta ricca di carboidrati è legato lo sviluppo di diversi disturbi come l'insulina-resistenza e il diabete. I carboidrati sono facilmente assorbiti e immagazzinati. Dal momento che la digestione inizia in bocca, non appena il cibo viene masticato, le amilasi ovvero gli enzimi che hanno il compito di digerire i carboidrati possono definirsi come delle reazioni biologiche prodotte principalmente dal pancreas. L'amilasi viene rilasciata dal pancreas nel tratto digestivo per aiutare a digerire lo zucchero di riserva delle piante (amido) che si trova nel cibo. L'amilasi, di solito, è presente nel sangue in piccole quantità. Nello stomaco, invece i carboidrati vengono ulteriormente portati verso il basso e sono immediatamente assorbiti una volta entrati nell'intestino tenue. Nel sangue, i carboidrati aumentano immediatamente i livelli di zucchero. I livelli molto elevati di zucchero nel sangue innescano il rilascio di alti livelli di insulina, l'ormone che fa in modo che gli zuccheri vengano immagazzinati immediatamente nei tessuti del corpo per abbassare i livelli ematici. A questo punto, i tessuti possono sviluppare resistenza all'insulina. Dal momento che il corpo tende a immagazzinare rapidamente i carboidrati si possono verificare disturbi legati al cibo come ad esempio l'obesità, il diabete e malattie cardiovascolari. È stato scoperto, inoltre, che una dieta chetogenica ricca di grassi e povera di carboidrati svolge un ruolo nella riduzione e nel miglioramento di alcuni farmaci, condizioni che dunque sono prescritte come parte del piano di trattamento.

Effetti benefici della dieta chetonica

I vantaggi di una dieta chetonica sono:

• Il Diabete: riducendo il consumo di carboidrati nella dieta chetogenica, c'è una migliore glicemia controllata. Altri piani di trattamento del diabete funzionano meglio in combinazione con questa dieta.

• La riduzione dell'epilessia: una delle ragioni principali per cui la dieta chetogenica è stata formulata è stata per ridurre le crisi epilettiche. Pare che durante una dieta chetogenica si riducano drasticamente. I casi di epilessia pediatrica sono i più sensibili a questo tipo di dieta. Alcuni bambini che soffrivano di convulsioni hanno trovato sollievo nella dieta chetonica al punto che dopo alcuni anni di dieta, questi sintomi sono scomparsi. Mentre l'epilessia adulta ha una risposta limitata, nei bambini può essere richiesto di digiunare per alcuni giorni prima dell'inizio della dieta chetogenica come trattamento per l'epilessia.

• Cancro: secondo le ultime ricerche si è mostrato che una dieta chetogenica porta alla remissione del cancro. Letteralmente "lascia il cancro affamato" e dunque i suoi sintomi sono ridotti.

• Il morbo di Alzheimer: la ricerca mostra che la funzione della memoria migliora quando un paziente con malattia di Alzheimer segue una dieta chetogenica. Riacquistano un poco delle loro funzioni di pensiero e di memoria.

• Disordini neurologici Il morbo di Parkinson e la SLA (sclerosi laterale amiotrofica) sono alcuni dei disturbi neurologici che beneficiano della dieta chetogenica. Dal momento che la dieta fornisce supporto mitocondriale nei nervi colpiti anche i sintomi tipici dei disturbi migliorano.

• Allergia al glutine: a molte persone non viene diagnosticata l'allergia al glutine o almeno non dopo che i sintomi sono ben presenti. A seguito di una dieta chetogenica si è dimostrato un miglioramento dei sintomi correlati come gonfiore e disturbi digestivi. Il glutine è ricco nella maggior parte degli alimenti ricchi di carboidrati. Eliminando una grande varietà di carboidrati nella dieta, anche l'assunzione di glutine si riduce al minimo.

• Perdita di peso: la dieta chetogenica è entrata a far parte di molti regimi dietetici, a causa del controllo e della perdita di peso. All'inizio, l'idea di perdere peso con una dieta ricca di grassi ha sollevato molte polemiche. Nel tempo e con molti risultati favorevoli, la dieta chetogenica viene ora lentamente adottata come parte dei programmi di perdita di peso. I carboidrati portano all'aumento di peso più dei grassi. Eliminando o mantenendo al minimo l'assunzione di carboidrati si può ridurre sostanzialmente la perdita di peso nel tempo.

Gli alimenti soggetti a restrizioni nella dieta chetogenica

Come abbiamo accennato precedentemente, per indurre la chetosi i carboidrati vanno sicuramente limitati. Tuttavia, il corpo impiega del tempo a adattarsi al cambiamento alimentare, per cui bisogna introdurre e sostituirli con proteine altri grassi in modo regolare. I grassi sono generalmente incoraggiati in una dieta chetogenica poiché sono la principale fonte di energia durante i chetosi. Probabilmente circa il 60 o l'80% delle calorie giornaliere dovrebbero provenire dai grassi. Il valore dipende dall'obiettivo della dieta chetogenica. Alcuni potrebbero persino assumere il 90% di grassi dal totale giornaliero conteggiato delle calorie. Tuttavia, ci sono alcune linee guida da seguire quando si sceglie il tipo di grassi da includere.

• Nessun grasso polinsaturo omega-6: infatti i grassi Omega-6 tendono ad essere infiammatori assunti in grandi quantità.

• Olio di mais soia e di semi: vanno evitati questi tipi di oli a base di semi o noci perché sono ricchi di omega-6 e possono avere un effetto infiammatorio nel corpo

• Olio di mandorle, olio di semi di lino e olio di semi di sesamo

• Evitare la maionese e i vari procedimenti nelle insalate commerciali per poter tenere sotto controllo il contenuto di calorie giornaliere.

• Evitare grassi idrogenati e grassi trans. Questi sono stati trovati legati ad un aumento del rischio per lo sviluppo di malattia coronarica e altri problemi cardiovascolari.

• La scelta delle proteine è molto importante in quanto va a influenzare direttamente sul piano alimentare e sul benessere fisico nel tempo. Gli animali trattati con steroidi e antibiotici possono causare problemi di salute. Evita di consumare animali che sono stati alimentati con ormoni, specialmente con rBST. Tuttavia, quando si scelgono prodotti a base di carne lavorata, controlla il contenuto di carboidrati, che può provenire dagli estensori o dai riempitivi usati.

• Carboidrati: la restrizione dei carboidrati si basa sul livello di attività dell'individuo e del tasso metabolico. In genere, la dieta chetogenica richiede un apporto giornaliero netto di carboidrati inferiore a 50 o 60 grammi. Le persone sane con un metabolismo che funziona e coloro che hanno tassi metabolici più elevati (come gli atleti) possono

consumare carboidrati fino a cento o più grammi al giorno. Le persone sedentarie con diabete mellito di tipo 2 potrebbero dover ridurre i carboidrati a meno di 30 grammi al giorno. Dipende dal grado di tolleranza e dalle condizioni di salute di ognuno. Dipende anche dallo scopo della dieta chetogenica.

• Le verdure: anche se le verdure sono generalmente considerate le principali fonti di carboidrati in una dieta chetogenica, alcune devono essere evitate. Alcune verdure sono ad alto contenuto di zucchero come peperoni, pomodori e cipolle. La maggior parte delle verdure che crescono sottoterra sono amidacee e sono fonte di molti carboidrati.

• Dolci: non serve dirlo ma sono da evitate assolutamente tutti i tipi di cibi dolci perché sono molto ricchi di zuccheri e sono molto calorici. Per citare alcuni esempi troviamo: le torte, i pani dolci, il pane e le focacce, il gelato alla frutta, i cioccolatini compreso il cioccolato dietetico e altre varianti di cioccolato inclusi i lecca-lecca, i biscotti sia semplici sia con il ripieno di crema, glassati o ricoperti di cioccolato. Tutti i pasticcini, i budini, gli sciroppi zuccherati. Il latte condensato, il gelato, la marmellata, i vari aromi al latte, le bevande al cioccolato, le salse, i sottaceti e tutte bibite che contengono zucchero, succhi di frutta commerciali, gomme da masticare, anche quelle senza zucchero, sciroppi e farmaci per la tosse zuccherati. Lo zucchero è una ricca fonte di glucosio e deve essere evitato compreso anche quello di canna, bianco ecc. Può anche essere sotto forma di ingrediente contenuto in alimenti trasformati o nei farmaci che assumiamo.

CAPITOLO TRE

Alimenti della dieta chetonica

Quali sono gli alimenti consentiti nel piano alimentare di una dieta chetogenica? Questo tipo di dieta si basa principalmente di tre tipi di alimenti di base che si distribuiscono nel seguente modo: un frutto o una verdura, un alimento ricco di proteine e una fonte di grassi. La dieta chetogenica richiede l'assunzione di più grassi. La cottura dei cibi può essere fatta nella friggitrice ad aria o nella griglia o in padella. I grassi possono essere anche sotto forma di salse e condimenti naturali e fatti in casa. Anche semplicemente condire un pezzo di bistecca con il burro è un modo per incorporare i grassi nella dieta. Il miglior tipo di grassi sono quelli chetogenici. Gli MCT o trigliceridi a catena media sono i migliori, che includono l'olio MCT e olio di cocco. Questi grassi sono facilmente metabolizzati e servono per produrre chetoni. Altri grassi buoni per i chetosi sono:

• Acidi grassi Omega-3 e Omega-6;

• Trota;

• Salmone;

• Tonno e Crostacei

Vediamo più nei dettagli altri tipi di alimenti:

• Verdure come spinaci, lattuga (tutti i tipi), bietole, cavolo, senape, cavoli e rape; funghi, cipolla, aglio, asparagi, rucola, avocado, sedano, zucca, cavolo rapa, cavolo cinese, ravanelli, broccoli, cavolfiori, zucchine, melanzane. Con moderazione: carciofi, cavolini di Bruxelles, broccolini, cavolfiore,cetrioli, fagiolini, cavoli, gombo, piselli e finocchio.

• Carne come pollame, maiale, agnello, manzo, selvaggina, vitello, tacchino e anatra. Carne macinata: carne di maiale, manzo, tacchino e macinata mista.

• Latticini: Crema di formaggio, gorgonzola, mozzarella, brie, formaggio Colby, capra, provolone, Gouda, Muenster, camembert e formaggio svizzero; crema, doppia panna; burro e burro chiarificato; Ghee e uova. Con moderazione: latte intero, formaggio cheddar, feta, formaggio Pepper Jack, yogurt greco intero, crème fraîche, mascarpone, ricotta, panna acida.

• Noci e semi: arachidi, mandorle, noci, noci del Brasile,

noci pecan, nocciole, noci macadamia, pinoli, semi di Chia, semi di canapa, semi di zucca e, semi di girasole.

• Grassi e oli: olio di cocco, olio di avocado, olio di oliva, olio di semi di lino, burro di cacao e olio di noci; lardo, grasso d'anatra, schmaltz e sego. Tra le altre opzioni di bevande adatte alla dieta cheto troviamo: caffè, tè, soda dietetica, seltz, acqua frizzante, cheto frullati, bevande energetiche che contengono pochissimi carboidrati.

• Pesce bianco, astice, granchio, gamberi, capesante, cozze, calamari, ostriche e polpi;

• Avocado e tutti i tipi di frutti di bosco;

• Dolcificanti come eritritolo, splenda, stevia e altri che contengono solo pochi carboidrati.

• Altri alimenti come: erbe e spezie (fresche o essiccate); brodo cubetti e granuli. Salse e

condimenti: maionese, senape, salsa di pomodoro, aceto e salsa piccante (controllare l'etichetta dei dati nutrizionali).

• Conserve: acciughe di tonno, granchio, salmone, sardine, pomodoro, crauti, sottaceti e olive (assicurati di controllare l'etichetta dei dati nutrizionali).

• Ingredienti per la cottura includono: la farina di mandorle, la farina di cocco, il lievito in polvere, il bicarbonato di sodio, il cacao, l'estratto di vaniglia, il cioccolato fondente o in polvere.

• Burri di noci e semi: burro di arachidi, burro di mandorle, burro di nocciole, macadamia burro di noci, burro di cocco, burro di noci pecan, burro di semi di girasole, burro di noci e salsa tahin;

• Tempeh, tofu, latte di cocco intero, giaco (frutto esotico), lievito alimentare, Tagliatelle shirataki, sfoglie di nori, alghe arrosto, tagliatelle di alghe, fiocchi di alghe.

• Alghe: Wakame, clorella, nori, Dulse, spirulina;

• Dolcificanti cheto: gocce di stevia, eritritolo e frutto del monaco sono zero carboidrati dolcificanti; Splenda (dolcificante a base di sucralosio) ha 0,5 gr di carboidrati per confezione (1 gr); L'eritritolo ha 4 grammi di carboidrati per cucchiaino (4 gr); Lo xilitolo ha 4 grammi di carboidrati per cucchiaino (4 grammi);

• Opzioni di bevande adatte alla dieta chetonica: caffè, tè, soda dietetica, seltz, acqua frizzante, cheto frullati, bevande energetiche a zero carboidrati, whisky, brandy, martini secco, vodka e tequila.

Tuttavia, se si segue una dieta chetogenica è bene evitare di mangiare:

• Frutta come le banane perché contengono molto zucchero;

• Patate dolci; tuttavia, è preferibile consumare le patate igname che contengono carboidrati più complessi delle patate dolci, perciò vengono digerite lentamente e non causano il diabete. Il loro sapore inoltre è più dolce delle patate ed è per questo che alcune persone le considerano patate dolci.

• Cereali e semi simili a cereali: riso, grano, quinoa, avena, amaranto, orzo, Farine di grano saraceno, mais, miglio: farina di frumento, farina di mais, amido di mais, manioca, fave.

• Amidi: verdure amidacee, soia, lenticchie, sago, tapioca, piantaggine, banana.

• Zuccheri: tutti i tipi di zucchero e sciroppo (sciroppo di riso, sciroppo di malto, sciroppo di sorgo, sciroppo di mais, sciroppo di carruba e sciroppo di mais ad alto contenuto di maltosio), malto d'orzo, succo di canna cristalli, succo di canna, melassa, malto, miele e sciroppo d'acero. Oli vegetali trasformati e grassi trans: gliceridi, grassi, vegetali grasso, margarina, olio di mais, olio di semi di cotone, olio di vinaccioli, olio di cartamo e olio di soia.

• Latte e latticini solo a ridotto contenuto di grassi: latte scremato evaporato, yogurt magro, sostituti del burro e formaggio a ridotto contenuto di grassi.

• Pesce e uova di allevamento industriale, carne lavorata Frutta (diversa dalle bacche) e frutta secca

• Bevande zuccherate: bibite gassate ed energetiche.

Per aiutarti a capire cosa mettere nel carrello della spesa ecco qui un elenco degli alimenti essenziali per una dieta cheto. Non solo ti aiuterà a risparmiare denaro ma sarai sicuro di mangiare bilanciato.

• Farine low-carb – Farina di mandorle (28 grammi di farina di mandorle ha circa 160 calorie e 6 grammi di carboidrati totali); Farina di cocco (18 grammi di farina di cocco ha circa 45 calorie e 11 grammi di carboidrati totali); La farina di lino (14 grammi di farina di lino ha quasi 70 calorie e 5 grammi di carboidrati totali); Farina di semi di girasole e semi di zucca pasto;

• Dolcificante – Stevia, Xilitolo, Eritritolo;

• Frutta a guscio e semi, crema di formaggio latte di cocco e crema di cocco olio di cocco, olio di avocado e olio di oliva carne, pollame e frutti di mare burri di noci;

• Polvere di cacao, cacao e cioccolato fondente senza zucchero bustine di psillio erbe e varie spezie come sale rosa, salvia, timo, rosmarino, pepe nero, origano, basilico, zenzero, curcuma e cannella.

• Per l'equilibrio dei macronutrienti I macronutrienti ("macro") includono proteine, grassi e carboidrati. Macronutrienti forniscono energia sotto forma di calorie, ad esempio il grasso fornisce 9 calorie per grammo; poi ci sono 4 calorie per grammo di proteine; fortunatamente. Può aiutarti a trovare l'esatta quantità di macronutrienti di cui hai bisogno per raggiungere il tuo obiettivo, che tu voglia perdere o mantenere il tuo peso. Esistono calcolatori per una dieta chetogenica classica (75% grassi, 20% di proteine, 5% di carboidrati) e altre varianti della dieta chetogenica che ti aiutano a calcolare la quantità specifica di macro in base alle tue preferenze.

• I grassi (lipidi) sono una parte essenziale di una dieta chetogenica. Il tipo e la qualità di grassi che mangi in una dieta cheto sono essenziali perché alcuni grassi favoriscono un'accelerazione nella perdita di peso e sono più sani di altri. Hai bisogno di mangiare grassi per bruciare grassi. Se eviti i grassi e mangi grandi quantità di cibi proteici magri come pollo senza pelle e pesce, le proteine in eccesso verranno convertite in glucosio facendoti aumentare anche i tuoi livelli di insulina. I prodotti a basso contenuto di grassi possono sembrare una buona opzione per la perdita di peso ma, il burro di arachidi magro, condimenti per insalata senza grassi o yogurt magro spesso contengono un sacco di ingredienti malsani, olio lavorato e zucchero.

Il trucco sta nel mangiare più grasso. Ad esempio, puoi aggiungere del burro alle fette biscottate della colazione, se mangi di più al mattino ti sentirai più sazio e mangerai meno a pranzo. Tieni presente che il corpo umano ha bisogno di tutti i tipi di grassi compresi i grassi insaturi e i grassi saturi. Ci sono due tipi principali di grassi insaturi: i grassi polinsaturi (include grassi omega-3 e omega-6 grassi) e 2 grassi monoinsaturi. Le fonti di acidi grassi monoinsaturi includono l'olio d'oliva, l'olio di arachidi, l'olio di colza, l'olio di sesamo e gli anacardi. Alimenti con una maggiore quantità di grassi polinsaturi includono noci, semi, olio di soia e pesce grasso. Tra gli alimenti con maggiori quantità di grassi saturi troviamo la carne di manzo grassa, burro, formaggio, maiale, pollame con pelle, panna, e lardo. C'è un'altra categoria chiamata "grassi trans" ovvero un tipo di grassi insaturi che sono stati elaborati. Dovresti mangiare meno grassi saturi e trans per ridurre il rischio di malattie cardiache, colesterolo alto e obesità: cibo spazzatura e cibi confezionati contengono grassi saturi in quantità maggiore.

• Evita a tutti i costi gli spuntini (come patatine grasse), cibi fritti, cibi da asporto ad alto contenuto di grassi (tra cui pizza, pasta, hamburger), torte ad alto contenuto di grassi, biscotti, e muffin, pasticcini (come crostate e croissant) e controlla le etichette prima di acquistare i prodotti. Opta per quelli più ricchi di grassi poli e monoinsaturi e con meno grassi saturi e trans. Ricorda, è importante mangiare i grassi in piccole quantità come parte di una dieta chetogenica equilibrata. Le proteine svolgono anche un ruolo unico nel corpo umano. Si compone di più piccole unità chiamate aminoacidi; hai bisogno di aminoacidi essenziali per il tuo corpo per funzionare correttamente. Le funzioni più importanti delle proteine includono la creazione di ormoni, mantenere un peso sano e promuovere la longevità, la crescita muscolare nonché la riparazione dei tessuti. Le proteine sono fondamentali anche per la salute della pelle, delle ossa e del cervello.

• I carboidrati sono macronutrienti con cui il corpo umano converte glucosio; infatti, il glucosio è la principale fonte di carburante del corpo. I nostri organi come reni, cervello e cuore hanno tutti bisogno di carboidrati per funzionare correttamente. Inoltre, i grassi non possono essere metabolizzati correttamente senza carboidrati, sotto forma di fibra, necessari per la digestione. Oltre ad essere un carburante, il glucosio può essere immagazzinato come glicogeno nel nostro fegato o nei muscoli. In sostanza, il consumo eccessivo di carboidrati aumenta la creazione di più deposito di grasso.

• Le fonti proteiche di una dieta cheto includono frutti di mare, carne, pollame, formaggio e uova. Le fonti di proteine vegetali si trovano nella maggior parte dei casi nelle noci e nei semi. Ci sono opinioni diverse sull'assunzione di proteine in una dieta chetogenica. Alcuni i ricercatori suggeriscono un'elevata assunzione di proteine (1 grammo di proteine per 450 gr). Alcuni esperti raccomandano un basso apporto proteico per le persone che seguono una dieta chetogenica o 1.0 grammi di proteine per chilogrammo di massa magra (1000 gr). Credono che l'eccesso delle proteine possano trasformarsi in zucchero nel corpo e prevenire la chetosi. La maggior parte degli esperti concorda sul fatto che dovremmo seguire questa formula per entrare in chetosi e mantenerla: 5% di carboidrati, 20% di proteine e 75% di grassi.

Non dimenticare che il corpo umano necessita anche di micronutrienti, tra cui vitamine e minerali. Tieni presente che la maggior parte dei micronutrienti e dei fitonutrienti importanti provengono da verdure; ciò significa che dovresti mangiare una grande porzione di verdure ad ogni pasto. Sarà quindi più facile pianificare i tuoi pasti con una dieta chetogenica.

Alcuni consigli critici per iniziare una dieta chetogenica

Fai una colazione cheto solida per perdere peso. Dovresti trovare il tempo per iniziare la giornata nel modo giusto. Non saltare mai la colazione. Svegliati prima e preparati una buona colazione con proteine e grassi sani, come una frittata o muffin all'uovo. Ti sentirai sazio e saprai affrontare al meglio tutto il resto del giorno. Fare una colazione sana e a basso contenuto di carboidrati può significativamente ripristinare i livelli di glucosio nel tuo corpo proprio come una automobile che ha bisogno di carburante per funzionare. Dovresti concentrarti sull'assunzione di cibi ricchi di proteine come latte, noci, semi e uova. Dimenticarsi o saltare la colazione influisce sull'umore e sulle funzioni cognitive. Inoltre, può portare all'ipertensione, al colesterolo alto e alla pressione alta. Le ricerche hanno dimostrato che le persone che saltano la colazione hanno alti livelli di affaticamento durante il giorno. Se pensi di non avere tempo per la colazione, puoi anche finire gli avanzi della cena in una colazione da asporto. Una casseruola con uova e pancetta che sia condita con formaggio piccante è una fantastica cena e anche una fantastica colazione. Ad esempio, puoi preparare involtini di lattuga, insalata di pollo o patatine al formaggio la sera prima e conservarli in contenitori ermetici e mangiarli fino a 3 giorni dopo. Puoi mangiare del formaggio e verdure gratinate la domenica mattina; puoi lasciarlo a temperatura ambiente per una decina di minuti o gustarlo freddo da frigorifero. Dato che il corpo ha bisogno di fare rifornimento mangia molto al mattino. Pertanto, crea l'abitudine di fare colazione entro un'ora dal risveglio. La colazione è il pasto importante della giornata nel piano alimentare della dieta chetogenica di successo e per una salute migliore in generale.

L'assunzione di fibre

Mangiare più fibre ti sarà utile a perdere peso sopprimendo l'appetito, diminuendo i livelli di zucchero nel sangue e alterando la composizione del microbioma. Inoltre, può ridurre il colesterolo. Uno studio ha scoperto che aumentare l'assunzione di fibre solubili da due a dieci grammi al giorno può aiutare a ridurre il colesterolo LDL. Altre metanalisi di studi hanno trovato risultati simili, infatti è possibile ridurre il colesterolo modificando i metaboliti formati dai batteri intestinali, che a loro volta andranno a modificare il modo in cui il corpo assorbe il colesterolo, riducendo il rischio di alcuni tumori. Il consumo di circa 18 grammi di fibre al giorno può ridurre del 24% il rischio di morte per qualsiasi causa di cancro e del 58% il rischio di morte per tumori del colon-retto. I benefici anticancro sono probabilmente dovuti al microbioma che sviluppa più acidi grassi a catena corta come il butirrato, oltre a livelli più bassi di zucchero nel sangue dopo i pasti: aiuta con sollievo dalla stitichezza. Secondo il National Institutes of Health (NIH), la stitichezza è quello stato fisico per cui non si va al bagno per meno di tre volte a settimana o quando le feci sono secche, dure. La stitichezza si verifica quando non si ha un movimento intestinale almeno una o due volte al giorno. La fibra può essere la soluzione nei casi in cui si soffre di stitichezza. Nella fibra solubile si accumulano e si spostano le feci, mentre le fonti solubili di fibra avvantaggiano la salute del microbioma. Non tutti i benefici, tuttavia, sono universali;

alcune persone si lamentano che l'aumento della quantità di fibre al giorno peggiora la situazione. Oltre ad aumentare l'assunzione giornaliera di fibre, è utile bere molta acqua e praticare regolarmente un'attività fisica moderata. Se si aumenta l'assunzione di fibre, e ci manteniamo idratati, facendo esercizio fisico e i sintomi non cambiano è bene consultare il proprio medico.

CAPITOLO QUATTRO

Imparare a leggere l'etichetta dei dati nutrizionali

Dopo aver detto che bisogna assumere molti meno carboidrati, sarà utile che tu inizi a fare scelte alimentari migliori che contribuiranno alla tua dieta. Quindi, controlla gli zuccheri nascosti, che sono i "nemici numero uno" in una dieta chetogenica. La maggior parte degli alimenti trasformati contiene zucchero nascosto poiché esalta il sapore del cibo aiutando a conservare gli alimenti. I dolcificanti comuni includono lo zucchero crudo, lo zucchero di canna, il saccarosio, lo sciroppo di zucchero, ISO glucosio, zucchero invertito, lo sciroppo di mais, zucchero turbinado, edulcorante di mais, destrosio, fruttosio, succo di frutta concentrato, maltosio, glucosio, lattosio, sciroppo di malto. Dal momento che non apportano benefici per la salute vanno evitati, così come i seguenti ingredienti: caramello, succo di canna, solidi, destrina, destrano, malto d'orzo, zucchero di barbabietola, sciroppo di burro, sciroppo di carruba, dattero zucchero, malto diastatico, sciroppo d'oro, sciroppo di raffinatore ed etilmaltolo (una sostanza dall'odore di zucchero filato e marmellata di fragole). Le statistiche hanno dimostrato che normalmente un uomo medio consuma almeno 30 kili di zucchero all'anno divisi in circa 20 cucchiaini di zuccheri aggiunti al giorno. Quando si tratta di salute chetogenica, dovresti optare per un dolcificante naturale con ingredienti che non contengono sostanze chimiche. Inoltre, dovresti scegliere un dolcificante con un valore nutritivo che rimanga comunque nei tuoi carboidrati giornalieri. La stevia e il frutto del monaco sono dolcificanti naturali che forniscono benefici per la salute. La stevia è trecento volte più dolce dello zucchero e non ha alcun impatto sul sangue per quanto riguarda i livelli di zucchero. Quando acquisti la stevia, cerca un prodotto puro e biologico. La frutta è un dolcificante a zero calorie. Alcuni studi hanno dimostrato che il frutto del monaco ha notevoli proprietà antinfiammatorie e antiossidanti. È utile per ridurre l'infiammazione e regolare la tolleranza all'insulina.

Puoi anche pensare di mettere su muscoli grazie a una dieta chetogenica. Costruire massa magra è fondamentale per una dieta chetogenica di successo perché i depositi di grasso del corpo vengono bruciati in modo più efficiente. Ci sono quattro tipi di esercizi che puoi fare per aumentare la massa muscolare: stacchi da terra, squat e addominali per modellare la pancia. È importante rifornire il tuo corpo con cibo ricco di nutrienti per facilitare la chetosi e per ottimare la prestazione atletica. Inoltre, fai attenzione agli alimenti a basso contenuto di carboidrati e a quelli ricchi di potassio, tra cui i funghi, gli spinaci, i broccoli e il salmone. Gli alimenti a basso contenuto di carboidrati e ricchi di magnesio includono mandorle, avocado e cioccolato fondente. Il corpo durante l'esercizio perde anche sodio, cloruro, e calcio. Calcola i carboidrati netti, anche se può sembrare fonte di confusione capire quanti carboidrati incorporare nel tuo piano alimentare giornaliero. Imparare a calcolare i carboidrati netti è essenziale per il successo sulla dieta chetogenica. Infatti, i carboidrati netti sono i carboidrati che il nostro corpo può digerire e che utilizza per l'energia.

Attenersi alla formula: Carboidrati totali - Fibra alimentare - Zucchero Alcol = Carboidrati netti.

I carboidrati netti o carboidrati digeribili o ad impatto sono quei carboidrati che vengono assorbiti dal corpo, inclusi i carboidrati semplici e quelli complessi. I primi contengono una o due unità di zucchero collegate tra loro e si trovano in alimenti come frutta, verdura, latte, zucchero, miele e sciroppo, mentre i secondi contengono molte unità di zucchero collegate tra loro e che si trovano nei cereali e nelle verdure ricche di amido come le patate. Quando si consuma un alimento contenente carboidrati, la maggior parte dei carboidrati è scomposto in singole unità di zucchero dagli enzimi prodotti nell'intestino tenue ma il corpo può assorbire solo singole unità di zucchero alla volta. Tuttavia, esistono anche dei carboidrati che non possono essere scomposti in zuccheri individuali, mentre altri vengono solo parzialmente scomposti e assorbiti, tra cui le fibre. Le fibre naturali non vengono assorbite nell'intestino tenue e questa è la principale differenza tra l'amido e lo zucchero. Inoltre, i legami tra le unità di zucchero non possono essere interrotti dagli enzimi nel tratto digestivo e quindi se ne deduce che la fibra passa direttamente nel colon. Le due grandi categorie di fibre sono quelle insolubili e solubili. Circa due terzi della fibra che assumi è insolubile, mentre l'altro terzo è solubile. Nonostante la fibra insolubile non si dissolve in acqua è utile per prevenire la stitichezza, dato che questa tipologia di fibra lascia il colon inalterato, e non ha alcun effetto sui livelli di zucchero nel sangue o di insulina, la fibra solubile si dissolve in acqua e forma una sorta di gel che va a rallentare il movimento del cibo nel nostro sistema e ci aiuta a farci sentire sazi. Secondo molti studi la fibra solubile può portare a un migliore controllo della glicemia, una maggiore sensibilità all'insulina e l'assorbimento di meno calorie. Infatti, è riconosciuto che la fibra trasformata, meglio conosciuta come isomaltooligosaccaride (IMO), sembra essere parzialmente assorbita nell'intestino tenue come i carboidrati senza fibre, che possono aumentare la glicemia. Si ritiene inoltre che diversi produttori di alimenti abbiano già sostituito IMO con altre forme di fibra nei loro prodotti. Tuttavia, si può ancora ritrovarlo in una serie di alimenti che hanno un basso contenuto di carboidrati.

Come il corpo gestisce i carboidrati e lo zucchero

Gli alcoli di zucchero vengono lavorati in modo simile alla fibra, ma ci sono alcune importanti differenze da tenere a mente. Anche se la maggior parte degli alcoli zuccherini vengono assorbiti solo parzialmente nell'intestino tenue e vi sono molte variazioni che l'intestino tenue assorbe. Secondo alcuni ricercatori circa il 2-90% degli alcoli zuccherini, mentre altri vengono assorbiti solo brevemente nel flusso sanguigno ed escretati nelle urine. Vediamo il seguente elenco degli indici glicemici e di insulina per gli alcoli di zucchero più comuni:
- Eritritolo: indice glicemico 0, indice di insulina 2
- Xilitolo: indice glicemico 13, indice di insulina 11
- ISO malto: indice glicemico 9, indice di insulina 6
- Sorbitolo: indice glicemico 9, indice di insulina 11
- Maltitolo: indice glicemico 35, indice di insulina 27

Il maltitolo è un alcol zuccherino più frequentemente utilizzato negli alimenti trasformati, ad esempio le barrette proteiche a basso contenuto di carboidrati e le caramelle senza zucchero dato che in parte viene assorbito nell'intestino tenue e il cui resto viene fermentato dai batteri nel colon. Inoltre, pare che apporti 3 o 3.5 circa di calorie per grammo, rispetto alle 4 calorie per grammo contenute nello zucchero.

In aggiunta, si ritiene che il maltitolo aumenti i livelli di zucchero nel sangue nelle persone con diabete e prediabete.

L'eritritolo sembra essere la scelta migliore perché l'intestino tenue assorbe il 90% circa che viene poi escretato nelle urine. Il restante 10% viene fermentato in SCFA nel colon, rendendolo essenzialmente privo di carboidrati, privo di calorie ed è improbabile che causi problemi digestivi. Nel complesso, si può concludere che gli alcoli di zucchero non sembrano andare ad incidere troppo sui livelli di zucchero nel sangue e di insulina, ma le risposte individuali possono essere diverse specialmente per gli individui con diabete o prediabete.

I carboidrati netti negli alimenti integrali

Se si sottrarre la fibra dai carboidrati totali si ottiene il valore dei carboidrati netti dato che gli alimenti integrali contengono fibre naturali.

Consultando il database sulla composizione alimentare dell'USDA si possono trovare informazioni nutrizionali complete su migliaia di alimenti, inclusi carboidrati e fibre. Per esempio, un avocado medio contiene 17.1 grammi di carboidrati totali, di cui 13.5 grammi sono fibre.

Per cui 17.1 grammi di carboidrati totali − 13.5 grammi di fibre = 3.6 grammi di carboidrati netti.

Nella maggior parte dei casi, le fibre possono essere completamente sottratte dal totale dei carboidrati elencati sull'etichetta nutrizionale. In generale, si può sottrarre dal totale dei carboidrati elencati sull'etichetta nutrizionale la metà dei carboidrati degli alcoli zuccherini, fatta eccezione per l'eritritolo. Se è l'unico alcol zuccherino nell'elenco degli ingredienti, i suoi carboidrati possono essere completamente sottratti dai carboidrati totali. Molto spesso le aziende sottraggono tutti i carboidrati in fibra e alcoli di zucchero quando calcolano i carboidrati netti. Di conseguenza, questo valore può essere diverso dal numero di carboidrati netti indicato sull'etichetta del prodotto. Ad esempio, nel dolcificato con maltitolo potrebbe essere scritto che contiene 3 grammi di carboidrati netti, ma se si sottrae solo la metà dei carboidrati dagli alcoli di zucchero, il valore di carboidrati netti è 8.5 grammi ovvero: 23 grammi di carboidrati totali − 9 grammi di fibre − 11 grammi di alcoli di zucchero (11 grammi X 0.5 = 5.5 grammi) che equivale a 8.5 grammi di carboidrati netti.

Vantaggi e svantaggi del calcolo dei carboidrati netti

Conoscendo il valore dei carboidrati netti che si consumano si può favorire un maggiore apporto di fibre. È stato dimostrato che gli alimenti ricchi di fibre fanno aumentare il senso di pienezza perché diminuiscono lo zucchero nel sangue e riducono l'assorbimento di calorie, ma anche riducendoli potrebbe ritorcersi contro. Inoltre, il conteggio dei carboidrati netti può aumentare le scelte alimentari. Anche se le more, gli avocado e i semi costituiscono principalmente fibre, possono essere ridotti al minimo con una dieta chetogenica limitata a 20 grammi di carboidrati totali al giorno.

Tra gli svantaggi è che il calcolo preciso dell'ammontare giornaliero dei carboidrati netti non è mai preciso a causa dei diversi effetti della lavorazione sulle fibre, della combinazione di alcoli di zucchero utilizzati nei prodotti e della risposta individuale. Inoltre, l'eccessivo consumo di barrette commercializzate come "a basso contenuto di carboidrati netti" può bloccare la perdita di peso, e aumentare la glicemia e provocare altri problemi di salute. Infine, la sottrazione di carboidrati in fibra può aiutare sì a prevenire un basso livello di zucchero nel sangue in certe persone con diabete di tipo 1. In definitiva, la decisione di contare i carboidrati totali o netti si basa su ciò che funziona meglio per il nostro corpo.

Le fibre alimentari e l'alcol zuccherino (la maggior parte di essi) sono carboidrati digeribili. Il fegato non usa carboidrati non digeribili per convertirli in glucosio; pertanto, i carboidrati netti che contano sono solo amidi e zuccheri. In altre parole, non è necessario includere xilitolo, mannitolo, lattitolo (un alditolo utilizzato come dolcificante) ed eritritolo nel calcolo giornaliero dei carboidrati. D'altra parte, ciascun grammo di sorbitolo, isomalto, maltitolo o glicerina contano come circa 0,5 grammi di carboidrati. Inoltre, le fibre sono tutte elencate sotto i carboidrati che il nostro corpo non può elaborare. Non solo hanno anche un valore energetico per il corpo umano. Sono generalmente elencati sotto la voce di "fibre alimentari" sulle etichette degli alimenti. La fibra alimentare solubile svolge un ruolo chiave nella regolazione dell'appetito raggiungendo livelli di insulina stabilizzati. Inoltre, la chiave per una dieta sana e a basso contenuto di carboidrati è di conoscere i macronutrienti e come essi influenzano il nostro corpo. Pertanto, dovresti considerare di calcolare i carboidrati netti piuttosto che il totale dei carboidrati. Se sei un principiante, fai attenzione ai carboidrati nascosti. Considera come valore anche la densità di energia, ovvero il numero di calorie per grammo di cibo. Nella dieta chetonica, è consigliabile basare il proprio piano alimentare su quei cibi a media densità energetica e consumarli in piccole quantità. D'altra parte, abbassare gli alimenti a densità energetica a meno calorie per grammo. Ciò include le zuppe gli stufati, ma anche le verdure e le insalate semplici dell'orto. Mangia cibi sani e otterrai degli ottimi risultati in breve tempo seguendo la dieta chetogenica: mangia cibo intero e non trasformato che è ricco di sostanze nutritive. È estremamente importante evitare additivi chimici e cibi preconfezionati. Acquista molti cibi integrali, biologici per rendere la tua vita più facile e il tuo corpo più sano.

L'importanza degli ingredienti nella dieta chetonica

Proviamo a dare un'occhiata agli ingredienti usati nella dieta chetonica, in particolare al lievito in polvere. In realtà viene usato anche nella maggior parte delle ricette fatte in casa. Il lievito in polvere è tradizionalmente fatto con una combinazione di bicarbonato di sodio, tartaro e amido di mais. È importante ricordare perché non dovresti mangiare cereali, però, prima di una conclusione sul lievito. Quindi fondamentalmente in una dieta chetonica l'amido di mais dovrebbe essere assolutamente proibito, dal momento che è un grano e non dovrebbe essere consumato. La ragione di fondo è che i cereali sono ricchi di carboidrati e la dieta chetonica è una dieta a basso contenuto di carboidrati. In realtà, la quantità di amido di mais contenuta nel lievito rispetto a quanto effettivamente la ricetta prevede è trascurabile. La maggior parte della pancetta o dei salumi contiene zuccheri aggiunti durante il processo di stagionatura, perfino la pancetta prodotta da piccoli agricoltori o artigianali. Inoltre, gli amanti della frutta potrebbero trovare la dieta chetonica impegnativa, dal momento che la maggior parte dei frutti è troppo ricca di zuccheri naturali che sono quindi vietati, soprattutto nella frutta secca. Le tue scelte sono fondamentalmente frutti di bosco (dal momento che sono principalmente fibra), limone e lime. Tutti gli altri agrumi sono troppo ricchi di zuccheri naturali . Se ami l'essenza di arancia in alcuni piatti, puoi usare la scorza d'arancia per aggiungere sapore senza assumere carboidrati! A questo punto, potresti sentirti appesantito da tutte le cose che non puoi mangiare. Questa è una sensazione normale e, sebbene sia una realtà se ti impegni a seguire una dieta chetonica.

Il processo della perdita del peso nella dieta chetogenica

Quando si tratta della dieta chetogenetica, la biogenesi mitocondriale è uno dei benefici che più percepiamo maggiormente. I mitocondri sono i generatori di energia situati all'interno di ogni cellula e hanno il compito di proteggerci dallo stress ossidativo dal bruciare calorie, respirare aria e vivere una vita con livelli alti di stress. In poche parole, più mitocondri si ha e più è alta la possibilità di vivere più a lungo e in modo più sano. La biogenesi mitocondriale significa letteralmente la creazione di nuovi mitocondri. Le cellule rispondono allo stress diventando più forti e più energetiche sia per la creazione di nuovi mitocondri sia per il miglioramento della funzione dei mitocondri esistenti. I fattori più efficaci di stress cellulare che generano i mitocondri sono gli allenamenti di resistenza, quelli di alta intensità o allenamenti sprint (che stimolano i mitocondri su un percorso energetico diverso rispetto alla resistenza, per questo è bene fare entrambi i tipi di allenamento), il digiuno (perché li costringe a diventare più efficienti) o mangiare chetogenico (riducendo al minimo il glucosio che brucia sporco e recluti più mitocondri per bruciare grassi e chetoni). Quando combini un digiuno frequente, un'alimentazione cheto-allineata e gli esercizi fisici a un'alimentazione cheto mantieni i mitocondri in perfetta forma e godi di una massima protezione contro il danno ossidativo causato dall'esercizio e da altre forme di stress quotidiano. Certamente non esistono diete strategia o pillole magiche che hanno il potenziale di cheto per elevare le prestazioni e la velocità di recupero. Il fatto che i chetoni siano ora disponibili in modulo di supplemento è ancora più interessante. I chetoni sono una fonte di carburante che aiutano sia i muscoli sia il cervello a funzionare più efficacemente e generano molta meno infiammazione e stress ossidativo rispetto alla combustione del glucosio. Gli atleti con un'ottima resistenza hanno la capacità di bruciare i grassi in modo efficiente con l'aumentare dell'intensità dell'attività fisica che è l'essenza per migliorare le prestazioni, ed è anche la principale caratteristica dei campioni. Per atleti con forza e potenza, le proprietà antinfiammatorie e di risparmio di proteine gli consentono di lavorare di più e recuperare più velocemente, con meno stress, tensione, infiammazione e meno rischio di frattura muscolare. Quando il cervello riceve più ossigeno e i neuroni si attivano con maggiore efficienza, gli allenamenti sembrano più facili. Questa teoria è stata resa popolare dal Dr. Timothy Noakes, eminente fisiologo sudafricano e autore dell'epico Lore of In esecuzione. Noakes negli ultimi anni ha annunciato di aver rinunciato a gran parte del suo lavoro dedicato alla fisiologia dell'esercizio e al paradigma dei carboidrati per abbracciare i principi a basso contenuto di carboidrati e cheto. La teoria del Central Governator afferma che non sono i muscoli ma è il cervello il limitatore ultimo delle massime prestazioni fisiche. La teoria suggerisce che i tuoi muscoli non sono veramente esausti in quell'ultima ripetizione o nell'ultimo miglio prima del traguardo linea; è il cervello che conclude che i muscoli non sono pronti per proteggerti da un infortunio e perfino dalla spiacevole sensazione di un esaurimento di energia. Questo si oppone alla "teoria periferica" secondo cui i muscoli stessi limitano la performance di una persona e che ha prevalso nella fisiologia dell'esercizio. L'idea di avere un "Governatore centrale" potrebbe spiegare come a volte possiamo raggiungere l'impossibile se debitamente ispirato o uno stato di estrema lotta o fuga. I dati del laboratorio di fisiologia confermano che quando hai un blocco ovvero un improvviso e grave calo delle prestazioni causato dall'esaurimento del glicogeno durante un lungo allenamento, in realtà c'è ancora sufficiente glicogeno residuo immagazzinato nei muscoli per consentirti di andare avanti. Il problema è che il cervello chiede al corpo di fermarci per poterci proteggere dal rimanere letteralmente senza energia, il che risulta impossibile perché quando il glicogeno sarà finito si potrebbe attingere alle riserve di grasso e alla produzione di chetoni per andare avanti.

Strategie alimentari a lungo termine

Ecco alcune descrizioni rapide e motivazioni per strategie alimentari assortite:

• Chetosi nutrizionale sostenibile che consiste nel mangiare una quantità minima di carboidrati e una quantità moderata di proteine e calorie per il resto della vita! Questa è un'ottima opzione per uscire da sindrome metabolica/obesità/stato di diabete di tipo 2, per riprendersi dal danno metabolico causato da decenni di alimentazione ad alto contenuto di carboidrati e diete alternative o per ridurre al minimo il rischio di malattia, specialmente nelle popolazioni sensibili e ad alto rischio. La conformità può essere difficile per molti, e potrebbe anche essere controproducente per persone come gli atleti o per chi soffre di tiroide o altre sensibilità ormonali.

• Chetosi ciclica (a.k.a. ckd - dieta chetogenica ciclica): qui, periodi chetogenici sono bilanciati con giorni imbrogliati o "giorni cheat" mirati in nome del potenziamento sensibilità all'insulina e rendendo meno ardua l'adesione al cheto. Questo metodo per approcciarsi alla dieta si basa sulla ricompensa ovvero concedersi dei brevi periodi di indulgenza con maggiori probabilità di attenersi alla dieta prescritta per la maggior parte del tempo. Le persone in genere impiegano un cheat meal o un approccio cheat day, cioè un singolo pasto che devia dal solito schema dietetico pianificato in modo da sentirsi liberi di fare scelte alimentari per un'intera giornata. I metodi di dieta cheat sono molto variabili e solitamente vengono implementati in base alle preferenze e agli obiettivi dietetici di un individuo come, per esempio, nei circoli dei bodybuilding, dove questa dieta è lanciata come un modo per seguire una dieta chetogenica ma anche per concedersi di mangiare la torta che si vuole mangiare. La nutrizionista Villasenor sostiene che la CKD è il peggiore dei due mondi, basato su dati personali ed esperienza del cliente, poiché lascia il corpo in preda ad un basso contenuto di carboidrati, dove raccogli molto pochi, se non nessuno, effetti positivi del cheto e possibilmente promuovono l'inflessibilità metabolica e bilancio proteico negativo. Villasenor inoltre ritiene che la logica per i cheat days deriva dalla premessa errata che i carboidrati sono essenziali per il bodybuilding. Inoltre, le partenze estreme della dieta chetogenica, come l'abbuffata di carboidrati del fine settimana per poi tornare a un'estrema restrizione di carboidrati durante la settimana, potrebbe essere confuso contribuire all'aggiunta di grasso ed intaccare la massa muscolare magra quando si eseguono cicli estremi. Si potrebbe anche rischiare di sviluppare un disturbo alimentare. La chetosi e la dieta chetogenica deve essere uno strumento che puoi utilizzare in qualsiasi momento per ottenere benefici metabolici mirati: perdita di peso, picco atletico o performance cognitiva, o semplicemente un reset ormonale e metabolico. Ne puoi trarre beneficio quando hai bisogno di una messa a punto metabolica. Al tuo primo sforzo cheto, o in qualsiasi altra volta che non sei completamente cheto-adattato, è essenziale un minimo di sei settimane di chetosi nutrizionale; sembra che sia meglio uscire dalla fase cheto con un graduale aumento dell'assunzione di carboidrati (fino a un massimo di 150 grammi al giorno), piuttosto che proseguire con una dieta fai-da-te.

• Chetosi annuale: questa potrebbe essere la raccomandazione più adatta per tutti. La dieta cheto è davvero una purificazione dal mangiare, fare esercizio, dormire e creare dei modelli salutari in una vita moderna ad alto stress, per cui vale la pena metterne da parte sei settimane di ogni anno per un periodo cheto. Questo aiuterà a rigenerare i mitocondri, fare un po' di pulizia intracellulare attraverso l'autofagia e forse ti aiuterà a perdere qualche chilo in più di grasso corporeo che potrebbe essersi accumulato nel frattempo. Il ritorno annuale alla dieta cheto può avere un impatto fantastico sulla forma metabolica generale, offrendo i benefici terapeutici come la riduzione del grasso, un'ottima memoria e funzionamento del cervello, controllo dell'infiammazione e prestazioni atletiche. L'inverno è probabilmente il momento migliore per un periodo di cheto, poiché si può procedere più facilmente con la riduzione di carboidrati durante i giorni più brevi e le notti d'inverno più lunghe.

• Dieta chetogenica mirata: questa è un'opzione interessante per gli atleti che cercano di ottenere dei vantaggi generali dell'essere adattati al grasso e al cheto, ma assicurandosi che recupererebbero bene durante degli allenamenti faticosi. Un atleta è un bruciatore ipercalorico che può stabilire un modello di base di digiuno intermittente e pasti cheto ma allo stesso tempo mantenere un'assunzione mirata di carboidrati prima e/o dopo un'attività faticosa o durante dei blocchi di allenamento più difficili nel corso di un anno. Se trascorri molte ore in uno stato di digiuno o segui una dieta cheto ad ogni pasto, godrai dei favolosi benefici di un'ottima flessibilità metabolica.

CAPITOLO CINQUE

Suggerimenti per la prima colazione

Per un'ottima prima colazione e per partire al meglio è preferibile mangiare cose non zuccherate o dolci ma prediligere: pecan e cocco e farina d'avena, pancetta, uova e formaggio "muffin", avocado al forno con erba cipollina cheddar; frittelle di mandorle ai mirtilli.

Omelette con Cheddar, spinaci e funghi
Pecan & cocco
Ingredienti:
40 gr di latte di cocco o di mandorle
Un pizzico di cannella in polvere
1 cucchiaio di scaglie di cocco

2 cucchiaini di semi di Chia

Un pizzico di estratto di vaniglia puro

1 cucchiaio di noci pecan, tostate e tritato

2 cucchiai di farina di mandorle

1 cucchiaio di farina di lino

2 cucchiai di cuori di canapa

Procedimento

In un pentolino, mescolate il latte ai semi di Chia, alla farina di mandorle, alla farina di lino, alla canapa cuori, e completa il tutto con un pizzico di cannella e vaniglia. Cuocete a fuoco basso, mescolando continuamente finché si addensa, circa

5 minuti. Mettete in una ciotola, guarnite con le noci pecan e il cocco e gustate subito.

Cheto Spinaci Uova e Formaggio

Ingredienti:

220 gr di spinaci tritati

3 uova

100 gr di ricotta

60 gr di parmigiano grattugiato

1 bicchiere di latte

Procedimento:

Preriscaldate il forno a 200° C. Sbattere l'uovo, la ricotta, la maggior parte del parmigiano e il latte in una ciotola. Unite gli spinaci e trasferiteli in una piccola teglia unta per il forno. A questo punto, cospargete il resto del formaggio in cima. Cuocete per 25-30 min. Lasciate poi raffreddare per 5 minuti prima di servire. Buon appetito!85

Cheto Colazione

Ingredienti:

100 ml di latte di mandorla senza zuccheri aggiunti

1 cucchiaino di semi di zucca

2 cucchiai di semi di lino

1 cucchiaio di scaglie di cocco non zuccherate

20 grammi di frutti di bosco

1 cucchiaio di farina di mandorle

½ cucchiaino di cannella in polvere

Procedimento:

Prendete una ciotola, e aggiungete il latte di cocco, quello di mandorla, insieme ai semi di lino, alla farina di mandorle, al cocco, alla cannella e all'estratto di vaniglia. Adesso sbattete gli ingredienti fino a quando il composto non si sarà addensato. Cospargete con i semi di zucca e i frutti di bosco prima di servire. Buona colazione!

Colazione sfiziosa con pancetta, uova e formaggio

Ingredienti:

6 fette di pancetta

3 uova

60 gr di cheddar sminuzzato

Panna

Sale fino e pepe nero appena macinato q.b.

Burro vegetale

1 confezione di panna da cucina

Procedimento:

Preriscaldate il forno a 200° C. Preparate uno stampo e ungete il fondo e i lati con il burro vegetale. Aggiungete la pancetta a una padella da 25/30 cm e scaldatela un filo di olio a fuoco medio-alto. Cuocete fino a renderla croccante, girandola almeno una volta. Trasferite poi il tutto su un piatto rivestito di carta assorbente. Adesso prendete una ciotola e sbattere le uova insieme alla panna, e poi aggiungete il sale e il pepe. Cospargete una quantità uniforme di formaggio e pancetta nello stampo unto precedentemente. Versate a questo punto il composto che avete preparato sul ripieno. Cuocete per 20-25 minuti, fino a quando le uova non diventano leggermente dorate. Buona colazione!

Uova con salmone e carciofi

Ingredienti:

8 uova

8 fondi di carciofo grandi

200 grammi di salmone affumicato

½ litro di yogurt greco

2 cucchiai di formaggio spalmabile, ammorbidito

2 cucchiai di olio d'oliva

2 cucchiaini di origano (fresco o secco)

Succo e scorza di limone

Sale e pepe nero, a piacere

Origano a piacere

Procedimento:

Preriscaldate il forno a 200° C. Spennellate poi i fondi di carciofo e i lati con 1 cucchiaio di olio d'oliva e cospargete con origano. Una volta che il forno raggiunge i 200° C, posizionate i carciofi su una teglia, lato superiore rivolto verso il basso e fai cuocere per 13–15 minuti o fino a quando i carciofi iniziano a dorarsi. Mentre i carciofi cuociono, mescolate lo yogurt greco, la crema di formaggio, il succo di limone e un po' di acqua (circa 1 cucchiaino) in una ciotola con una frusta fino a che non diventa liscio e mettete da parte. In una ciotola separata più grande, sbattete le uova. Scaldate 1 cucchiaio di olio d'oliva in una padella larga a fuoco medio-alto. Quando l'olio è caldo, aggiungete le uova e cuocete fino alla cottura desiderata. Al momento di servire, dividete i fondi di carciofo arrostiti in 4 piatti e guarnite ogni carciofo con salmone affumicato, un uovo e la salsa yogurt. Infine, aggiungete il limone. Cospargete con l'origano rimasto, condite a piacere con sale e pepe nero e servite.92

Uova strapazzate

Ingredienti:

2 uova

1 scatoletta di tonno sgocciolato

2 cucchiai di panna

1 cucchiaio di burro, a temperatura ambiente

1 cucchiaino di erba cipollina fresca tritata finemente

1 pizzico sale e pepe

2 peperoni verdi, tagliati a listarelle

Procedimento:

Prima di tutto, ungete una pirofila abbastanza grande con del burro. In una piccola ciotola, sbattete insieme le uova, la panna e aggiungete il sale e il pepe. Versate il composto di uova nella pirofila (un massimo di due terzi pieni, poiché le uova acquisteranno volume durante la cottura). Riscaldatelo nel microonde alla massima potenza per circa 1 minuto. Togliete e mescolate, girando l'uovo strapazzato per altri 30 secondi o per 1 minuto o fino a quando è sodo. Mettete il tutto da parte. Le uova continueranno a cuocere una volta tolte dal fuoco; quindi, cercate di non esagerare con la cottura. A questo punto, unite il burro rimasto alle uova, mescolate e lasciate raffreddare per un minuto. Servite le uova strapazzate con tonno, peperone e l'erba cipollina. Buon appetito

Uova al forno di avocado al cheddar con cipolla

Ingredienti:

2 uova

2 fette di formaggio cheddar, sminuzzato

2 cucchiaini di panna

1 cucchiaino di erba cipollina fresca e tritata

1 avocado tagliato a metà e snocciolato

Un pizzico di sale e pepe

Procedimento:

Preriscaldate il forno a 220° C. Unite le uova, il formaggio cheddar, la panna, metà dell'erba cipollina, sale e pepe in una ciotola di medie dimensioni. Sbattete con la forchetta fino a quando non sarà ben amalgamato. Disponete l'avocado in una piccola teglia da forno bordata, con il lato tagliato rivolto verso l'alto (dovrebbero essere aderenti in modo che non rotolino in giro). Versate adesso il ripieno di uova al centro di ciascuno avocado. Infornate per 12 minuti, finché il ripieno non diventerà leggermente dorato in superficie. Servite caldo, condite con l'erba cipollina rimasta. Buon appetito!

Colazione sfiziosa

Ingredienti:

1 cucchiaino di noci pecan, tritate

200 ml di latte di cocco

1 cucchiaino di noci, tritate

30 gr di pistacchi, tritati

30 gr di mandorle, tritate

30 gr di pinoli

30 gr di semi di girasole

7 gr di miele

10 gr di lamponi

Procedimento:

Prendete una ciotola e mescolate il latte con il miele e poi aggiungete le noci le mandorle, i pistacchi, i semi di girasole e i pinoli. Successivamente mescolate e guarnite con i lamponi e sarete pronti per gustarvi la vostra colazione.

Porridge da leccarsi i baffi

Ingredienti:

2 uova

30 gr di stevia

200 gr di panna da cucina

2 cucchiai di burro chiarificato o vegetale, sciolto

Un pizzico di cannella, macinata

Procedimento:

Prendete una ciotola, mescolate le uova con la stevia e la panna e sbattete bene. Adesso riscaldate una padella con il burro chiarificato a fuoco medio-alto, aggiungete anche l'uovo mescolate e cuocete fino a cottura ultimata. Trasferite il tutto in due ciotole, cospargete di cannella e godetevi la colazione.

Pane ai cereali e mandorle

Ingredienti:

½ bustina di lievito per dolci

Un pizzico di sale

100 gr di farina di mandorle

1 uovo

Olio d'oliva q.b.

Procedimento:

Per prima cosa prendete una ciotola, mescolate l'uovo con la farina di mandorle, il sale, l'olio e il lievito impastate e poi cuocetelo nel forno per 15/20 minuti. Lasciate raffreddare un po' il pane, affettatelo e gustatelo a colazione con un bicchiere di latte di mandorle.

PRIMI PIATTI

Spaghetti di zucca con carne

Ingredienti:

1/2 zucca

400 gr di spaghetti di media grandezza

450 gr di carne macinata

1 peperone verde, tagliato a dadini

1 cipolla gialla grande, tagliata a dadini

4 pomodori grandi, tagliati a dadini

1 spicchio d'aglio, tritato

2 cucchiai di olio d'oliva

2 cucchiaini di origano

Sale e pepe nero, a piacere

Procedimento:

Preriscaldate il forno a 205° C. Perforate la zucca in

alcuni punti e una volta raggiunto il forno a 205° C, posizionate la zucca su una teglia e cuocete per 1 ora. Cuocete gli spaghetti e nel mentre, scaldate l'olio d'oliva in una padella larga a fuoco alto. Una volta che la padella è ben calda, aggiungete la carne macinata, fate cuocere per 5 minuti, mescolando di tanto in tanto. Scolate poi il grasso e buttatelo via; quindi, aggiungete anche i pomodori tagliati a cubetti, il peperone verde a cubetti, l'aglio tritato, l'origano e un po' di pepe nero. Portate il composto a ebollizione e poi riducete il fuoco medio basso e continuate a cuocere a fuoco lento, coperto, mescolando solo di tanto in tanto. Cuocete infine per altri 15 minuti senza coperchio, mescolando regolarmente. Una volta scolati gli spaghetti, prendete la zucca appena sfornata e tagliatela a fette per lungo e poi lasciatela raffreddare per pochi minuti. Togliete anche i semi e dividete la polpa della zucca in filoncini aiutandovi con una forchetta; unite infine il tutto agli spaghetti. Impiattate ogni porzione di spaghetti con la zucca nei vari piatti e conditeli anche con la carne prima di servirli. Buon appetito!

Pasta di zucchine e gamberetti

Ingredienti:

2 zucchine, tagliate in lunghe strisce sottili

100 gr di gamberetti

1 aglio, schiacciato

200 gr di pasta

Sale e pepe q.b.

Procedimento:

Per prima cosa, scaldate l'olio in una padella antiaderente, e poi fate soffriggere con l'aglio, aggiungete le zucchine e i gamberetti e cuocete per pochi minuti. Aggiungete il sale e il pepe quando mancano 5 minuti alla cottura. Nel frattempo, cuocete la pasta, scolatela e versate il sugo e buon appetito.

Fettuccine pancetta e carciofi

Ingredienti:

50 gr di pancetta

2 carciofi

200 gr di fettuccine di konjac

Sale q.b.

Pepe nero q.b.

Procedimento:

Per prima cosa, tagliate la pancetta a listarelle e mettetela da parte. Adesso, prendete una ciotola e riempitela con acqua fresca e immergete i carciofi nell'acqua. Dopo aver lavato i carciofi tagliate i gambi a circa 1 cm dal cuore, successivamente anche la punta del carciofo, e poi asportate le foglie esterne con un coltello. A questo punto, tagliate il carciofo a metà. Fatto questo passaggio, rosolate la pancetta in una padella antiaderente per un paio di minuti (2/3 minuti) a fuoco basso. Successivamente, cuocete i carciofi nella padella con la pancetta. Lasciate rosolare per un minuto e poi aggiungete un bicchiere di acqua e continuate a cuocere per 10/13 minuti fino a che il carciofo non risulta ben cotto. Infine, aggiungete le fettuccine di konjac e insaporite il tutto per un paio di minuti. Servite in tavola. Buon appetito!

Involtini di zucchine e formaggio di capra

Ingredienti:

2 zucchine medie

170 gr di formaggio di capra morbido

1 cucchiaino di menta secca

1 cucchiaino di aneto essiccato

Pasta sfoglia

Sale e pepe q.b.

Olio q.b.

Procedimento:

Per prima cosa lavate le zucchine e tagliate le estremità. Affettate le zucchine in una serie di fette uniformi per lungo. Successivamente, spennellate le zucchine con l'olio e cospargetele leggermente con sale e pepe. Mentre le zucchine cuociono in una teglia unta d'olio, preparate il ripieno. Formate un composto con il formaggio di capra, aneto e menta. Tagliate la pasta sfoglia per preparare i vostri involtini. Per ogni fetta spalmate il composto appena fatto e aggiungete le zucchine e poi rotolate. Cuocete in una pirofila unta d'olio per 15/ 20 minuti circa finché gli involtini non diventano cotti. Gli involtini di zucchine e formaggio di capra saranno pronti per essere gustati. Buon appetito!

Zuppa di zucchine

Ingredienti:

2 zucchine medie tagliate a cubetti piccoli

1 cipolla media

1 litro di brodo di pollo

Olio extravergine d'oliva

20 gr di aneto fresco

65 gr di peperoncino tritato (a piacere)

1 pizzico di sale e pepe a piacere

Procedimento:

Per prima cosa, scaldate l'olio d'oliva in una pentola abbastanza grande e poi soffriggete la cipolla e il pepe. Aggiungete il brodo di pollo, il sale a piacere. Fate poi sobbollire per dieci minuti. Aggiungete man mano le zucchine affettate e continuate a cuocere finché non diventeranno tenere. A questo punto, toglietele dal fuoco prima di aggiungere l'aneto. Buon appetito.

Irresistibile zuppa alle spezie

Ingredienti:

1 pizzico di cannella

1 litro di brodo di pollo

1/2 zucca pelata e lavata

1 cipolla media, tritata

2 spicchi d'aglio, tritato

1 pizzico di coriandolo

1 foglia di alloro

Panna da cucina

4 fette di pancetta

Zenzero fresco tritato

Noce moscata

Burro q.b.

Sale q.b.

Pepe q.b.

Procedimento:

Per prima cosa, prendete una padella e rosolate il burro a fuoco medio-basso. Adesso aggiungete le cipolle, l'aglio e lo zenzero nella padella. Lasciate cuocere per 2-3 minuti, fino a quando le cipolle non diventeranno traslucide. A questo punto, aggiungete le spezie e mescolate bene, poi cuocete per 1-2 minuti. Infine, aggiungete la zucca e il brodo di pollo nella padella e mescolate bene. Portate a ebollizione, poi abbassate al minimo la fiamma e lasciate cuocere a fuoco lento per almeno 60 minuti circa. Trascorso questo tempo, con il frullatore ad immersione per frullare il tutto. Lasciate cuocere a fuoco lento per altri 20 minuti. Nel frattempo, cuocete le 4 fette di pancetta. Una volta pronta, aggiungete anche la panna e la pancetta e mescolate bene il tutto. Quando la zuppa è pronta, servi in tavola...Buon appetito!

SECONDI PIATTI E PIATTI UNICI

Purè di patate dolci con peperoncino

Ingredienti:

4 patate dolci di media grandezza, lavate e tagliate a fette

20 ml di latte

Un pizzico di peperoncino

1 cucchiaio di burro

Sale e pepe nero, a piacere

Procedimento:

Per prima cosa, lessate le patate dolci fino a renderle morbide, circa 15 minuti. Scolate e adagiate le fette di patate dolci cotte in una ciotola capiente e schiacciatele fino a che non diventano morbide. Aggiungete il burro, il peperoncino nella salsa e il latte e mescolate il tutto fino a quando non diventa ben amalgamato. Condite a piacere con sale e pepe nero e servite.

Filetti deliziosi

Ingredienti:

450 gr di filetti di pesce

30 gr di semi di sedano macinati

65 gr di maionese

65 gr di foglie di maggiorana essiccate

60 gr di foglie di timo essiccate

Aglio in polvere

Procedimento:

Unite e mescolate tutti gli ingredienti tranne il pesce. Spennellate metà della salsa su un lato del pesce. A questo punto grigliate il pesce per 6-9 minuti, senza dimenticarvi di girare il pesce e spennellarlo con la salsa rimasta. Continuate poi a grigliare per altri 5-8 minuti. Servite e gustatevi i filetti di pesce.

Vongole

Ingredienti:

90 gr di vongole piccole, ben lavate e sciacquate

Brodo vegetale o di pollo

4 pomodori, a dadini

4 spicchi d'aglio, tritati

2 cucchiai di origano fresco, tritato

Scorsa di 1 limone + spicchi di limone

1 fetta di pane integrale

Procedimento:

Il primo passo è preparare il pangrattato. Tostate la fetta di pane integrale e tritatela in briciole in un robot da cucina insieme alla scorza di limone e cucchiaio di origano. Aggiungete il brodo vegetale o di pollo e l'aglio in una casseruola grande o in una pentola e scaldate a fuoco medio fuoco basso fino a quando l'aglio diventa aromatico, circa 2 minuti. Aggiungete i pomodori e il restante origano e cuocete, mescolando regolarmente per circa 5 minuti fino a quando i pomodori si ammorbidiscono e iniziano a diventare cotti. Aggiungete le vongole e mescolate bene. Successivamente aggiungete un'altra spruzzata di brodo, coprite la pentola e alzate la fiamma a fuoco medio e cuocete per sette minuti. Rimuovete ed eliminate le vongole che non si sono aperte dopo essere state cotte. Dividete le vongole e il brodo rimasto nelle ciotole e servite, spolverizzate con la miscela del pangrattato.

Salmone al rafano con mandorle

Ingredienti:

6 filetti di salmone

120 gr di rafano

1 scalogno, tritato

1 cucchiaio di olio extra vergine di oliva

100 gr di farina di mandorle

2 cucchiai di aneto tritato

Pepe nero q.b.

Sale q.b.

Procedimento:

Iniziate preriscaldando il forno a 230° C. In una ciotola di medie dimensioni, mescolate insieme la farina di mandorle, un pizzico di sale, una generosa spolverata di pepe nero, lo scalogno tritato, l'aneto tritato, l'olio d'oliva e il rafano. Mescolate bene per amalgamare gli ingredienti e mettete da parte il composto. Ungete leggermente una pirofila capiente con olio d'oliva o spray da cucina e adagiate i filetti di salmone, facendo attenzione che non si tocchino. Condite i filetti di salmone con la salsa messa da parte prima e aggiungete un altro pizzico di sale e abbondate con il pepe nero. Spalmate ogni filetto di salmone con il composto di rafano e cuocete per 15 minuti o fino a quando il salmone non è cotto. Cuocete fino a quando le cime sono ben dorate. Togliete dal forno e servite subito caldo.

Costolette con cavolini di Bruxelles e pancetta

Ingredienti:

4 costolette di maiale (con l'osso preferibilmente ma vanno bene anche le costolette disossate)

1 busta di cavolini di Bruxelles sminuzzati

4 fette di pancetta

Sale e pepe a piacere

Succo di limone (facoltativo)

Procedimento:

Condite le costolette di maiale con sale e pepe e prima di metterle su una griglia già preriscaldata dieci minuti prima per la cottura. Ricordatevi di girarle più volte fino a quando la loro temperatura interna non raggiunge i 145° C circa (o fino a che non vi sembrano pronte). Nel frattempo, cuocete la pancetta tritata in una padella larga fino a quando non diventa leggermente dorata. Aggiungete i cavolini di Bruxelles tagliuzzati e continuate la cottura. Mescolate i cavoletti di Bruxelles insieme alla pancetta per 3-4 minuti o fino a quando la pancetta non diventa bella croccante. Impiattate le costine con la pancetta e i cavolini. Buon appetito.

Jalapeno alle mandorle

Ingredienti:

1 peperone giallo dolce, tagliato a striscioline

1 jalapeno fresco, privato dei semi e tritato

1 cucchiaio di olio d'oliva

4 pomodori medi, pelati e tagliati a pezzi

1 cucchiaino di peperoncino in polvere

35 gr di mandorle

1 pizzico di cumino macinato

4 uova

1 avocado privato dei semi e sbucciato (opzionale)

Sale q.b.

Procedimento:

In una padella larga a fuoco medio, tostate le mandorle e poi toglietele dalla padella e lasciatele da parte. Nella padella scaldate l'olio da cucina. Aggiungete il peperone insieme al jalapeno e cuocete tutto finché non si ammorbidiscono. Portate a ebollizione con il peperoncino, il cumino, i pomodori e un pizzico di sale. Abbassate la temperatura, coprite con un coperchio e cuocete a fuoco lento per cinque minuti. Rompete delicatamente le uova in un recipiente abbastanza largo e poi versate il composto in una pentola, coprite e cuocete le uova per circa cinque minuti o fino a quando gli albumi non diventano ben amalgamati. Servite infine guarnendo con mandorle tostate e con le fettine di avocado (opzionale).

Branzino in crosta di funghi

Ingredienti:

4 filetti di branzino, circa 120 gr ciascuno

340 gr di funghi crimini, lavati, privati del gambo e affettati sottilmente

2 cucchiai di funghi secchi misti macinati

300 gr di brodo vegetale

1 cucchiaio di olio d'oliva

Ingredienti per il composto di porri:

4 porri, mondati e privati delle parti verde scuro

1 cucchiaio di olio d'oliva

Sale e pepe nero, a piacere

. . .

Procedimento:

Lavate bene i funghi sotto l'acqua fredda per eliminare lo sporco. Asciugateli con un canovaccio da cucina e affettateli finemente. Aggiungete 1 cucchiaio di olio d'oliva in una padella grande e cuocete a fuoco medio. Una volta che l'olio è ben caldo, aggiungete i porri affettati e una spolverata di sale e pepe nero e fate saltare per dieci minuti, mescolando di tanto in tanto e aggiungete il brodo vegetale poco alla volta per mantenere i porri umidi durante la cottura. Dopo 10 minuti, aggiungete i funghi affettati e proseguite la cottura per altri 10 minuti fino a quando sia i porri sia i funghi non saranno diventati ben ammorbidi, aggiungendo a poco a poco il brodo vegetale. Condite il composto a piacere con sale e pepe nero e coprite bene per tenerlo al caldo. Prima di servire, coprire il branzino con il porro e i funghi.

Bocconcini cheto alla pizzaiola

Ingredienti per la pizza:

2 mozzarelle medie

65 gr di mandorle

2 cucchiai di crema di formaggio

2 cucchiai di parmigiano fresco

1 uovo

Sale e pepe q.b.

Ingredienti per il condimento:

115 gr. formaggio cheddar grattugiato

1 pomodoro a grappolo medio

50 gr di salsa di pomodoro

2/3 peperoni medi

2-3 cucchiai di basilico fresco tritato

Procedimento:

Preriscaldate il forno a 200° C. Poi, prendete una ciotola adatta al microonde, e cuocete la mozzarella per 40-50 secondi o fino a quando non si sarà sciolta completamente. Aggiungete il resto degli ingredienti per la pizza al formaggio e amalgamate bene con le mani. Con le mani o con il mattarello, appiattite l'impasto e andate a creare tanti bocconcini. Posizionate poi i bocconcini di pasta nel forno precedentemente preriscaldato a 200° C e cuocete per 20 minuti circa, togliete infine i bocconcini dal forno. Infine, farciteli con il condimento per poi andare a cuocerli per altri 8-10 minuti. Sfornateli e lasciateli raffreddare. Buon appetito!

Peperoni ripieni con granchio, formaggio di capra

(Salsa di mango opzionale)

Ingredienti:

3 peperoni medi

170 gr di polpa di granchio, scolata e sciacquata (la polpa di granchio gigante è la migliore)

3 mozzarelle tagliuzzate

115 gr di formaggio di capra

230 gr di mais (congelato e scongelato o cucinato in casa e tagliato dalla pannocchia)

1 cipolla gialla piccola, tritata

2 spicchi d'aglio, tritati

2 albumi

1 cucchiaino di cumino

Olio d'oliva q.b.

Pepe nero, a piacere

Per la salsa al mango:

2 manghi, sbucciati, privati dei semi e tagliati a dadini

1/3 tazza di coriandolo fresco, tritato

2 piccole cipolle rosse, tritate

Succo di 2 -3 lime

2 cucchiai di succo d'arancia

Un filo d'olio d'oliva

Procedimento:

Per prima cosa, iniziate preparando la salsa al mango. Mescolate il mango tagliato a dadini, la cipolla rossa tritata, l'olio d'oliva, il lime, il succo d'arancia in una ciotola di plastica o ceramica non di metallo. Mettete poi il composto in frigorifero per almeno due ore per consentire ai sapori di abbinarsi. Trascorso il tempo, riscaldate il forno a 200° C per 10 minuti circa. Foderate una teglia con un foglio di alluminio e arrostite i peperoni per cinque minuti per lato o fino a quando non sono ben cotti. Mettete poi i peperoni sotto l'acqua corrente fredda e togliete la pelle (dovrebbe essere molto facile). Affettate i peperoni per lungo, mantenendo i gambi. Rimuovete i semi dai peperoni, infine lasciateli da parte per farli raffreddare. Abbassate la temperatura del forno a 190° C e preparate intanto il ripieno di polpa di granchio. Per prima cosa, sbattete gli albumi in una ciotola fino a quando non diventano spumosi, adesso mettete il tutto in un robot da cucina e frullate insieme al formaggio di capra, alla mozzarella, al cumino e a un pizzico di pepe nero fino a quando il tutto non sarà ben amalgamato. Trasferite il composto di formaggio in una ciotola e unite il mais e la polpa di granchio scolata. Dividete la polpa di granchio e il composto di formaggio in modo uniforme tra i peperoni e pizzicate i bordi dei peperoni insieme per sigillare. Mettete i peperoni ripieni in una grande teglia unta con olio d'oliva o spray da cucina. Coprite infine la teglia con un foglio di alluminio e infornate per 30 minuti alla stessa temperatura. Servite i peperoni ripieni con salsa di mango. Buon appetito!

Salmone affogato con prezzemolo e salsa di semi di zucca

Ingredienti per la salsa:

70 gr di prezzemolo italiano fresco, tritato (circa 1 mazzetto)

50 gr di semi di zucca crudi

2 spicchi d'aglio

2 cucchiaini di olio d'oliva (usare olio extra vergine di oliva)

1 cucchiaio di parmigiano o parmigiano grattugiato

Succo di 1 limone

Un pizzico di sale

Procedimento:

Aggiungete in una ciotola l'aglio, il prezzemolo, i semi di zucca, l'olio d'oliva e il parmigiano in un robot da cucina e frullate il tutto fino a formare una salsa liscia, aggiungendo un po' d'acqua se necessario. Trasferite adesso la salsa in una ciotola e aggiungete il sale e il succo di limone, mescolando per amalgamare bene il tutto. Per prima cosa preparate la salsa. Perché abbia un sapore migliore lasciatela riposare. Ora siete pronti per bollire il salmone. Servitevi di una pentola abbastanza profonda da poter immergere il salmone in essa; riempite la pentola con acqua fino a coprirlo del tutto. Aggiungete il sale, il vino bianco (o brodo) o il cognac aceto, timo e alloro e portate il composto a ebollizione e poi riducete la fiamma del fuoco medio-basso, scoperto. Quando l'acqua è pronta a bollire; mettete il salmone nella pentola e cuocete per circa sette minuti per ogni centimetro di spessore del trancio di salmone (misurato nel punto più spesso). Potrete dire che il salmone è cotto quando il pesce diventa completamente opaco. Toglietelo a questo punto dal fuoco e versate 2/3 della salsa su un piatto da portata. Adagiatevi il salmone e guarnite con il resto della salsa e servite il tutto.

Gamberi alle arachidi

Ingredienti:

250 grammi di gamberi, sgusciati e mondati

2 spicchi d'aglio, tritati

Succo di 2 limoni

2 cucchiai di olio d'oliva (usare olio extra vergine di oliva)

2 tazze di brodo vegetale o di pollo

1/4 tazza di salsa di arachidi (a tua scelta o fai da te)

Sale e pepe nero, a piacere

Procedimento:

Saltate i gamberi con metà del succo di limone, un pizzico di sale e un po' di pepe nero mentre si scaldano nel brodo vegetale o di pollo in una padella a fuoco medio. Una volta che il brodo inizia a sobbollire, aggiungete i gamberi e fateli cuocere per 2 minuti, mescolando di tanto in tanto. Girate poi i gamberi, aggiungete poi l'aglio e continuate la cottura fino a quando i gamberi diventano rosa e opachi, circa altri 3 minuti (più a lungo per gamberi più grandi). Toglieteli dal fuoco immediatamente una volta che sono cotti. Conditeli con olio d'oliva, l'altra metà del succo di limone e la salsa di arachidi, rigirate per ricoprire e serviteli.

Zucchine ripiene con gamberi e feta

Ingredienti:

340 gr di gamberi, sgusciati e puliti

6 zucchine piccole o medie o zucchine gialle, tagliate a metà nel senso della lunghezza

1 pomodoro medio, a dadini

1 piccola cipolla rossa, tagliata a dadini finemente

170 gr di formaggio feta, sbriciolato

2 cucchiai di prezzemolo italiano fresco, tritato

2 cucchiai di aneto fresco, tritato

2 cucchiai di olio d'oliva (usare olio extra vergine di oliva)

1 peperone rosso medio, tagliato a dadini finemente

2 spicchi d'aglio, tritati

Sale, pepe nero e peperoncino tritato a piacere

Procedimento:

Preriscaldate il forno a 220° C. Mentre il forno si riscalda, riempite una pentola media a metà con acqua e portate ad ebollizione. Lessate i gamberi per circa cinque minuti o finché non saranno cotti (saranno opachi una volta cotti). Toglieteli dal fuoco, scolate e tritate finemente i gamberi. Scaldate l'olio d'oliva in una padella a fuoco medio-alto e soffriggete la cipolla, l'aglio e il peperone rosso finché sono teneri, circa cinque minuti. Aggiungete i pomodori a cubetti e un po' di peperoncino tritato, se lo utilizzate; poi cuocete a fuoco medio finché il composto non si addensa, circa cinque minuti, mescolando regolarmente. Rimuovete in modo da scaldare e condite a piacere con sale e pepe nero, quindi unite i gamberi tritati, l'aneto e il prezzemolo. Scavate la maggior parte della polpa dalle metà delle zucchine o della zucca gialla. A questo punto, strofinate le metà di zucca o le zucchine con olio d'oliva, farcite con il composto di pomodori e gamberi; quindi, guarnite con la feta sbriciolata e il formaggio. Impiattate le zucchine ripiene e servitele.

Piatto leggero con capperi e pomodorini

Ingredienti:

800 gr di trota pulito

100 gr di pomodorini

1 ciuffo di prezzemolo fresco

1 cucchiaio di capperi dissalati

2 cucchiai di olio extravergine di oliva

1 cucchiaio di olive nere

Sale q.b.

Procedimento:

Per prima cosa, se non avete fatto pulire in pescheria la trota o pulitelo voi togliendo la testa, le viscere e la lisca centrale. Prendete adesso una placca da forno e foderatela di carta, infine adagiatevi i pesci aperti a metà con il corpo rivolto verso l'altro. Dopo aver aggiunto anche i pomodorini tagliati a metà, scolate i capperi per togliere il sale in eccesso, sotto l'acqua corrente, mettete le olive nere intere e cosparse con il prezzemolo tritato. Irrorate con l'olio e aggiungete un altro pizzico di sale prima di cuocete il pesce in forno a 200°C per 20 minuti circa.

Polpette di tacchino

Ingredienti:

200 gr di tacchino macinato

1 albume d'uovo

2 spicchi d'aglio, tritati

1/4 di una piccola cipolla bianca, tritata

1 fetta di pane integrale, tostato

1 cucchiaio di prezzemolo fresco, tritato

Qualche pizzico di basilico

Qualche pizzico di origano

Qualche pizzico di pepe nero

Qualche pizzico di sale

Procedimento:

Iniziate tagliando il pangrattato, tostate ciascuna fetta di pane integrale e tritate nel robot da cucina insieme all'origano e al basilico. Poi trasferite il tutto in una ciotola capiente insieme alla cipolla tritata, all'albume d'uovo, al prezzemolo tritato, l'aglio tritato, il tacchino macinato, e infine aggiungete anche il sale e il pepe nero. Mescolate insieme e formate le polpette. In una padella antiaderente, cuocete le polpette fino a quando non diventano dorate. Servitele calde. Buon appetito!

Polpette di salsiccia al formaggio

Ingredienti:

500 gr di Salsiccia

200 gr di formaggio cheddar grattugiato o cubetti di formaggio cheddar (opzionale)

Procedimento:

Per prima cosa, mescolate una parte del formaggio grattugiato e la salsiccia. Dividete in 12 parti uguali e mettete il resto del formaggio grattugiato o i cubetti di formaggio al centro dell'impasto e formate delle palline (facoltativo). Congelate le polpette di salsiccia per qualche ora. Prima di servirle friggetele a 190° C fino a renderle croccanti. Abbinatele una ciotola di insalata fresca e buon appetito!

Delizioso pollo alla tequila

Ingredienti per la marinatura:

Salsa di soia

50 ml di tequila (1 bicchierino)

Aglio in polvere

Acqua q.b.

Sale q.b.

Petti di pollo

Prezzemolo essiccato

Paprika

Salsa piccante

Sale q.b.

Salsa di pomodoro (o salsa)

Panna da cucina

Succo di 1 lime

Panna acida

Peperoncino in polvere q.b.

Pepe nero q.b.

170 gr di formaggio cheddar, grattugiato

Salsa di maionese

Aneto essiccato

Pepe di Caienna

Cumino macinato

Procedimento:

Mescolate per prima cosa tutti gli ingredienti per la marinatura. Aggiungete il pollo alla marinatura e lasciate riposare, in frigorifero, per 2-3 ore. Mettete poi il pollo in una teglia e cuocete per 20 minuti, girandolo dopo 10 minuti. Assicuratevi che la carne sia ben cotta anche all'interno. Mettete infine la carne in una casseruola e copritela con la salsa e il formaggio. Cuocete di nuovo nella teglia per un paio di minuti o finché il formaggio non sarà sciolto e infine servite.

Salmone al forno

Ingredienti:

60 gr di filetti di salmone

Olio extravergine d'oliva

2 spicchi d'aglio, tritati

Basilico essiccato

Pepe nero macinato

1 cucchiaino di sale

1 cucchiaio di succo di limone

1 cucchiaio di prezzemolo fresco, tritato

Procedimento:

Per prima cosa preparate la marinatura: mescolate l'olio d'oliva leggero, il prezzemolo, il basilico, l'aglio, il succo di limone, il sale e il pepe. Disponete i filetti di salmone in una teglia. Coprite il tutto con la marinata. Lasciate marinare per circa 1 ora in frigorifero. Di tanto in tanto, non dimenticatevi di capovolgere i filetti di salmone. Preriscaldate infine il forno a 200° C. Coprite adesso i filetti con un foglio di alluminio con la marinata e sigillateli. Mettete il salmone sigillato nella teglia. Infornate poi per 35-45 minuti. Servitelo caldo e…Buon appetito!

Polpette con salsa succulenta

Ingredienti per le polpette:

Un paio di cucchiai di olio extravergine d'oliva

250 gr di bistecca di manzo

Pepe nero q.b.

150 gr di cipolla, tritata finemente

1 uovo fresco

Aglio in polvere

1 cucchiaino di salsa al peperoncino, o a piacere, opzionale

Sale q.b.

40 gr di farina zero per intingere le polpette

Ingredienti per la salsa:

300 gr di farina per tutti gli usi

1 cipolla tagliata a metà e affettata

1 cucchiaio di salsa a piacere, opzionale

250 dl di brodo di manzo

Pepe nero fresco q.b.

Acqua q.b.

100 gr di funghi affettati (facoltativo)

Procedimento:

In una padella larga riscaldate a fuoco medio l'olio extravergine d'oliva. Poi prendete una ciotola di medie dimensioni e metteci dentro la cipolla tritata, l'uovo, la salsa piccante e la carne macinata che avete precedentemente tritato, insieme al sale, aglio in polvere e al pepe. Formate con le mani 4-6 polpette e ricopritele di farina. Friggetele fino a doratura e mettete infine da parte. A fuoco medio aggiungete anche le cipolle affettate nella padella precedentemente utilizzata. In una ciotola separata mescolate il brodo, l'acqua, 1/4 della farina, sale, pepe. Versate questo composto nelle cipolle e mescolate costantemente fino a quando non si addensa. Aggiungete adesso le polpette nella padella e assicuratevi che sia tutto ben coperto nella salsa (aggiungete anche i funghi se volete). Abbassate la fiamma e lasciate cuocere con il coperchio per 20 minuti circa.

Arrosto di maiale (o agnello) con finocchio

Ingredienti:

250 grammi di lonza di maiale (o agnello)

2 spicchi d'aglio, schiacciati

1/3 tazza di rosmarino fresco

1 cucchiaio di senape

2 cucchiai di scorza di limone

2 cucchiai di olio d'oliva

2 cucchiaini di semi di finocchio

Sale e pepe nero, a piacere

Procedimento:

Per prima cosa iniziate preriscaldando il forno a 200° C. Mettete il lombo di maiale (o agnello) in una teglia, con il lato grasso rivolto verso l'alto. Macinate grossolanamente in un robot da cucina l'aglio, il rosmarino, la scorza di limone e il finocchio; quindi, aggiungete anche la senape insieme all'olio d'oliva e un po' di sale e pepe al composto e continuate a lavorarla fino a formare un composto liscio. Spennellate con la senape, l'aglio e la miscela di erbe sul lombo di maiale (o agnello) prima di mettere il lombo di maiale (o agnello) nel forno e cuocerlo per circa 1 ora o fino a quando con il termometro per carne la parte più spessa non arriva a raggiungere almeno 60° C. Rimuovi il lombo di maiale (o agnello) dal forno e lasciatelo riposare per 20 minuti prima di affettare e servirlo in tavola.

Involtini di uova gustosi

Ingredienti:

4 uova grandi o extra grandi

4 cucchiai di formaggio (a vostra scelta), sminuzzato o sbriciolato

200 gr di spinaci crudi

2 cucchiaini di olio d'oliva

1 goccio di latte

1 tortilla grande (formato burrito)

Sale e pepe nero, a piacere

Procedimento:

Rompete le uova in una ciotola di media grandezza e sbattete bene con una spruzzata di latte mentre fate scaldare la padella a fuoco medio. Aggiungete l'olio d'oliva nella padella per ricoprire il fondo accuratamente. Aggiungete adesso gli spinaci e continuate a cuocere fino a quando non sono appassiti un pochino (circa 5 minuti), quindi versate le uova sopra con gli spinaci e cuocete, mescolando regolarmente finché non si rapprendono, per circa 2 o 3 minuti. Togliete adesso dal fuoco, condite con un po' di sale e pepe nero e guarnite con il formaggio. Coprite la padella per sciogliere il formaggio. Tostate la tortilla sulla fiamma di un fornello a gas; se avete un fornello elettrico potrete anche scaldarvi la tortilla in una padella asciutta a fuoco vivo (pochi secondi per lato) o nel microonde. Farcite la tortilla con il composto di uova e spinaci, ripiegatela alla maniera del burrito, tagliatela a metà e servite il tutto.

Peperoni ripieni

Ingredienti:

2 peperoni verdi

1 uovo

50 gr di parmigiano

1 cipolla piccola

2 Salsicce

2 uova di quaglia

50 gr di crema di formaggio

Procedimento:

Per prima cosa, rimuovete la pelle delle salsiccie e cuocetele per bene. Successivamente tagliate dei peperoni e rimuovete i semi. Adesso tritate i peperoni. Tritate le cipolle e cuocete i peperoni e le cipolle. Procedete tagliando il parmigiano a pezzetti. Unite poi i peperoni, le cipolle, il formaggio, la salsiccia e il formaggio cremoso. Farcite i peperoni con il ripieno e guarnite con le due uova di quaglia. Cuocete per 20 minuti a 160° C.

Pollo con funghi in salsa

Ingredienti:

4 cosce di pollo

4 scalogni, tritati

1 tazza di crimini o funghi champignon affettati

4 spicchi d'aglio, tritati

2 tazze di brodo di pollo

1 bicchiere di vino rosso secco (o brodo)

2 cucchiai di burro

1 cucchiaio di concentrato di pomodoro

1 cucchiaio di olio d'oliva

2 cucchiaini di maggiorana

1 cucchiaino di origano

Sale e pepe nero, a piacere

Procedimento:

Usando le forbici da cucina, tagliate a metà ciascuna coscia di pollo. Asciugate le cosce di pollo con la carta da cucina e poi conditele con un po' di sale e pepe nero. Fate sciogliere il burro a fuoco medio in una larga pentola o al forno olandese e rosolate il pollo (probabilmente dovrete farlo in lotti); rimuovete infine il pollo quando sarà rosolato e mettetelo da parte. Aggiungete lo scalogno e l'aglio tritati nella pentola e soffriggete per circa cinque minuti o finché non si ammorbidiscono. Aggiungete il concentrato di pomodoro e continuate la cottura per 1 minuto; quindi, aggiungete il vino (o il brodo) e alzate il fuoco al massimo. Portate a bollore e cuocete fino a quando il vino (o il brodo) si sarà ridotto di circa la metà; ci vorranno 3 − 5 minuti. Quando il vino (o il brodo) si è ridotto della metà, aggiungete i funghi, il pollo e il brodo di pollo e abbassate la fiamma al minimo, fate sobbollire, parzialmente coperto, finché il pollo non sarà cotto e la salsa si sarà ristretta e addensata. Incorporate la maggiorana e l'origano e condite a piacere con sale e pepe nero prima di servirlo.

Rouladen

Ingredienti:

6 fette di pancetta (la pancetta affumicata al legno di melo è particolarmente indicata per questa ricetta)

120 gr di brodo di manzo

1 bistecca di taglio flank steak da 200 gr

2 cipolle rosse medie, affettate sottilmente

4 gr di aneto, affettato sottilmente

1 cucchiaio di senape marrone

2 cucchiai di burro

Nota: per questa ricetta avrete bisogno di un coltello molto affilato, sia per tagliare la bistecca che per affettare i sottaceti e le cipolle il più sottili possibile.

Procedimento: Tagliate la bistecca di fianco in 6 fette larghe circa 3 centimetri e spesse 1 centimetro. Affettate i sottaceti sottilmente per il lungo. Sbucciate le cipolle, tagliatele a metà e affettatele molto sottilmente. Quindi, disponete le strisce di costata di manzo su un tagliere o su un'altra superficie di lavoro pulita e stendete ciascuna striscia con circa 1 cucchiaino di senape marrone (o più, se lo si desidera). Guarnite ogni striscia con una fetta di pancetta, seguita da fette di cipolla e sottaceti. Arrotolate bene le fette e appuntatele con uno stuzzicadenti. Sciogliete il burro in una padella di ghisa a fuoco medio. Cuocete gli involtini per due minuti per lato per farli rosolare. Quando gli involtini saranno rosolati, aggiungete il brodo di carne, abbassate la fiamma e fate sobbollire coprendo con il coperchio. Cuocete per un'ora, coperto. Lasciate riposare gli involtini per qualche minuto e servite.

Bocconcini di pollo al formaggio

Ingredienti:

1 cespo di lattuga

Condimento al formaggio

2 cucchiai di formaggio erborinato sbriciolato

4 strisce di pancetta

2 petti di pollo (disossati)

1 cucchiaio di una salsa leggera a piacere

Mozzarella di bufala

Procedimento:

Portate a bollore una pentola capiente di acqua con il sale. Aggiungete due petti di pollo all'acqua e lasciate cuocere 30 minuti o finché il pollo non raggiunge i 180° internamente. In seguito, lasciate raffreddare il pollo per dieci minuti. Usando una forchetta, separate il pollo a striscioline. Cuocete e raffreddate le strisce di pancetta. A fuoco medio unite la salsa al pollo e la bufala e mescolate fino a quando non sarà caldo. Tagliate la lattuga a spicchi e guarnite con la quantità desiderata di condimento al formaggio. A questo punto aggiungete le briciole di formaggio insieme al pollo e alla bufala. Completate con un altro cucchiaio di formaggio e con la pancetta cotta. Servite e gustate. Buon appetito.

Pane cheto

Ingredienti:

150 ml di acqua gassata

150 gr di albume

150 gr di farina di mandorle

Olio d'oliva q.b.

1 bustina di lievito per salati senza glutine

1 cucchiaio di aceto di mele

Semi (opzionali) q.b.

Sale q.b.

Procedimento:

Per prima cosa, prendete una planetaria e combinate assieme i due tipi di farine con il sale. Dopo aver aggiunto anche l'olio e gli albumi mescolate con forza il tutto. Dopo che l'impasto nella planetaria è diventato compatto, prendetelo e dividetelo in quattro panetti, se possibile fate dei panetti rotondi, poi spennellateli con l'olio e aggiungete in cima dei semini. Infornate a 160° C per circa 50 / 60 minuti. Una volta pronti potrete condirli con quello che preferite. Buon appetito!168

DOLCI E FRULLATI

Pancake cheto

Ingredienti:

30 gr di proteine dell'albume d'uovo

60 gr di farina di nocciole

60 gr di semi di lino, macinati

1 cucchiaino di lievito per dolci

120 gr di crema di cocco

Tè indiano chai Masala

Estratto di vaniglia

110 gr di purea di zucca

3 uova

5 gocce di stevia

1 cucchiaino di olio di cocco

Procedimento:

Prendete una ciotola, mescolate i semi di lino con la

farina di nocciole, l'albume proteine, lievito e il tè chai masala e mescolate il tutto. Adesso prendete un'altra ciotola, mescolate la crema di cocco con l'estratto di vaniglia, la purea di zucca, le uova, la stevia e mescolate con energia. A questo punto, unisci le 2 miscele e mescolate ancora una volta bene. Scaldate poi una padella con l'olio a fuoco medio alto, versate 1/6 della pastella a volta, coperta con il coperchio e abbassate la fiamma al minimo. Cuocete per circa tre minuti per lato e trasferite infine in un piatto. Ripetete con il resto della pastella e servite quando è ancora caldo.

Torta alle mandorle e al limone

Ingredienti: 300 gr di farina di mandorle 10 gr di lievito per dolci 100 gr di albumi 80 gr di farina di cocco 100 gr di eritritolo 250 gr di ricotta a basso contenuto di carboidrati Scorza di mezzo limone 1 cucchiaio di succo di limone 2 uova intere 40 gr di burro Sale q.b.

Procedimento:

Preriscaldate per prima cosa il forno a 180 °C, imburrate lo stampo e infarinatelo con la farina di cocco. Montate a questo punto gli albumi e aggiungete anche un pizzico di sale. Prendete una ciotola e mescolate bene la farina di mandorle insieme alla farina di cocco, all'eritritolo e al lievito per dolci. In una terza ciotola, invece, mischiate i tuorli al burro insieme alla ricotta, al succo e alla scorza di limone. Adesso combinate insieme questi ingredienti con quelli secchi e una volta ben amalgamati unite poco alla volta anche gli albumi. Il composto deve rimanere grezzo. Mettete il composto in una pirofila e infornate infine per circa 30 minuti alla stessa temperatura di prima 180 °. Buon appetito!

Dolce chetogenico mascarpone e cannella

Ingredienti:

200 gr di farina di mandorle

30 gr di farina di cocco

10 g di eritritolo

5 gr di cannella

2,5 gr di sale

110 gr burro chiarificato

2,5 gr di estratto di vaniglia

Procedimento:

Inizialmente fate sciogliere il burro a bagnomaria o nel forno microonde, poi amalgamatelo bene con il resto degli ingredienti e formate una palla. Infine, copritela con carta trasparente e mettetela in frigo per 30 minuti. Nel frattempo, preriscaldate il forno a 180°C. Passata la mezzora, prendete l'impasto dal frigorifero e stendetelo su carta da forno formando un rettangolo o un quadrato alto circa mezzo centimetro e poi tagliatelo in tanti quadrati di circa 8 x 8 cm. Infornate per circa 22-25 minuti, e poi fateli raffreddare del tutto lasciandoli completamente indurire. Dato che tendono a sbriciolarsi facilmente, fate in modo di farli diventare abbastanza duri per evitare che si sfaldino, e fateli raffreddare qualche ora (anche in frigo se necessario) prima di procedere con l'assemblaggio del dolce. Adesso, preparate la crema. Per farlo, montate il mascarpone con l'estratto di vaniglia e l'eritritolo, potreste anche aggiungere la panna montata (circa 230 gr) o il formaggio cremoso come la Philadelphia (stessa misura) oppure uova montate (circa 4). Preparate la crema di mascarpone come più preferite, ricordandovi che potete utilizzare anche i dolcificanti e i latticini interi. Quando i quadrati saranno compatti potete procedere a bagnarli nel caffè espresso e comporre il dolce come un tiramisù ovvero a strati di biscotti e crema. Fate riposare qualche ora il dolce in frigorifero oppure se preferite il semifreddo, mettete il dolce in freezer per un'oretta o più.

Torta al cioccolato

Ingredienti:

2 cucchiai di cacao amaro

300 gr di farina di mandorle

200 gr di cioccolato fondente da 85% in su

3 uova

100 ml di olio evo

Frutta fresca per decorare

Yogurt bianco magro

Procedimento:

Separate i tuorli dagli albumi in due ciotole diverse poi

montate gli albumi a neve fermissima aggiungendo un pizzico di sale.

Spezzettate le tavolette di cioccolato fondente per poi lasciarlo sciogliere a bagnomaria.

Sbattete adesso i tuorli con l'olio di oliva e aggiungetevi la farina di mandorle, il cioccolato fuso, e il cacao amaro. Amalgamate bene il tutto con un cucchiaio di legno. A questo punto, aggiungete anche gli albumi montati mescolando dall'alto verso il basso, incorporando bene il tutto. Il composto dovrà risultare umido, ma compatto. Poi imburrate il fondo di una tortiera a cerniera e versatevi il composto. Procedete cuocendo in forno a 170°C per 30-40 minuti. Poi fate raffreddare la torta al cioccolato, e infine impiattatela come desiderate su un piatto per dolci con uno strato di yogurt e frutta fresca a piacere. Puoi conservarla in frigo per circa 4 giorni.

Cupcake esotici

Ingredienti:

3 uova

300 gr di farina di cocco

65 gr di eritritolo granulato

30 gr di cacao amaro (opzionale)

30 gr di bicarbonato di sodio

Olio di cocco q.b.

1 cucchiaio di estratto di vaniglia

1 cucchiaino di stevia

Sale q.b.

Panna montata

Ingredienti per la glassa:

1 cucchiaino di stevia

200 gr di crema di formaggio, ammorbidita

220 gr di latte di mandorle alla vaniglia non zuccherato

3 cucchiai di eritritolo granulato

200 gr di cioccolato non zuccherato, tritato

3 cucchiai di latte di mandorle alla vaniglia non zuccherato

1 cucchiaino di estratto di vaniglia

Procedimento:

Per prima cosa, preriscaldate il forno a 175° C. Setacciate la farina di cocco, l'eritritolo, il cacao, il bicarbonato e il sale. In una ciotola a parte, sbattete le uova. Mescolate con l'olio di cocco, l'estratto di vaniglia e la stevia. Incorporate lentamente gli ingredienti. Mescolate fino a che il composto non risulta liscio. Versate poi il tutto negli stampini da muffin imburrati. Cuocete alla temperatura per 13-18 minuti a 180° C. Una volta raffreddati, tagliate i cupcakes a metà. Montate la panna e aggiungeteci la stevia. Riempite il centro dei cupcake con due cucchiai di panna montata. Rimontate i cupcakes negli appositi stampini e congelateli per due ore circa. Decorso questo tempo, mescolate la crema di formaggio, il latte di mandorle, la vaniglia e la stevia. Immergete i cupcakes congelati nella glassa. Macinate l'eritritolo granulato in polvere e fate sciogliere insieme il cioccolato e il latte di mandorla.

Mescolate l'eritritolo, l'estratto di vaniglia e la stevia fino a ottenere un composto omogeneo. Cospargete con questo composto i vostri deliziosi cupcake prima di servirli. Buon appetito!

Muffins

Ingredienti:

200 gr di farina di cocco

50 gr di eritritolo (o 40 gr di stevia)

3 uova

40 gr di gocce di cioccolato fondente

50 gr di burro

1 cucchiaino di lievito per dolci

Sale q.b.

Procedimento:

Per prima cosa, montate le uova con le fruste. Aggiungete man mano la farina di cocco e l'eritritolo e amalgamate bene il tutto. A questo punto, aggiungete il burro fuso e in seguito tutti gli altri ingredienti. Versate poi il composto negli stampini dei muffin e cuocete in forno preriscaldato a 180° C per 25 minuti. Serviteli caldi. Buon appetito!

Crema caraibica light

Ingredienti:

65 ml di latte di cocco non zuccherato

Cubetti di ghiaccio o acqua (ghiacciata) q.b.

1 bicchierino di rum a piacere

1 fetta di ananas fresco

3-5 gocce di estratto liquido di Stevia

Procedimento:

Per prima cosa, procuratevi del ghiaccio. Frullate in un robot da cucina l'ananas il latte di cocco e i cubetti di ghiaccio fino a che non si scioglieranno del tutto. Nel bicchiere da portata, aggiungete un paio di cubetti di ghiaccio e il rum. Aggiungete infine anche la miscela e guarnite con pezzetti di ananas per servire. Buon appetito!

Frullato con mix di frutta fresca

Ingredienti:

1 barbabietola

1 mela (3/4 della quantità di barbabietola)

1 cucchiaino di miele o zucchero

3 cucchiai di yogurt magro

Una manciata di menta

Zenzero

Sale q.b.

Acqua q.b.

Procedimento:

Lavate la buccia della barbabietola e tagliatela in piccoli pezzettini. Successivamente, tagliate dei pezzi di mela senza i semi. Aggiungete tutti gli ingredienti al frullatore insieme ai cubetti di ghiaccio e frullate il tutto fino ad ottenere un composto liscio. Aggiungete il succo di limone (facoltativo) servite nei bicchieri e gustatevi il vostro frullato fresco.

Frullato cheto al cacao e more

Ingredienti:

7 cubetti di ghiaccio

1 tazza di latte di cocco non zuccherato

1/4 tazza di more

12 gocce di Stevia liquida

2 cucchiai di cacao in polvere

Procedimento:

Aggiungete tutti gli ingredienti al frullatore e frullate il tutto per 1-2 minuti o fino a raggiungere la consistenza desiderata. Servite e buon appetito!

Cheto fragole frullato

Ingredienti:

50 ml di acqua di cocco

Cubetti di ghiaccio

3 fragole grandi

Dolcificante a piacere

Procedimento:

Aggiungete tutti gli ingredienti in un frullatore poi mescolate bene il tutto prima di servire.

. . .

Torta cheto senza cottura

Ingredienti:

65 gr di panna da montare

20 gr di farina di mandorle

20 gr di farina di cocco

2 cucchiai di cacao in polvere

1 pizzico di cannella in polvere

200 gr di mascarpone

2 cucchiai di olio di cocco

2 cucchiai di cacao in polvere

1 scatola di panna da montare

1 cucchiaio di acqua fredda

1 pizzico di sale

2 cucchiai di whisky (irlandese)

1 cucchiaio di burro di mandorle

2 cucchiai di olio di cocco

1 cucchiaino di estratto di vaniglia

1 cucchiaino di gelatina

Procedimento:

In una piccola ciotola, unire accuratamente la farina di mandorle, la farina di cocco, il cacao e mescolare bene. Aggiungete il burro di mandorle, l'olio di cocco, il sale e la cannella in polvere; premete l'impasto ottenuto in una teglia per farne un disco di circa 1 centimetro. Per preparare il ripieno, sciogliete nel microonde il mascarpone e l'olio di cocco per 40 secondi. Prendete una ciotola e aggiungete il cacao, 1/3 della panna, il whisky e la vaniglia il mascarpone e l'olio di cocco sbattete con un frullatore elettrico fino ad ottenere una crema bella uniforme. Quindi adesso, montate la panna fino a quando non ha raddoppiato di volume. In una piccola ciotola, unite la gelatina con 1 cucchiaio di acqua fredda; frullate fino a quando il tutto non si sarà sciolto. Adesso, aggiungete 1 cucchiaio di acqua calda e mescolate fino a quando non sarà ben amalgamato. Lentamente e gradualmente, unite la gelatina sciolta alla panna montata; mescolate fino a che la panna montata non sarà incorporata e poi mettetela nella miscela di formaggio cremoso. Spalmate il ripieno sulla base e servite il tutto ben freddo.

Frullato proteico a basso contenuto di carboidrati

Ingredienti:

1/2 tazza di panna

Acqua q.b.

1 misurino di polvere proteica alla vaniglia

1 pizzico di estratto di menta

1 pizzico di estratto di vaniglia

3 cubetti di ghiaccio

2-3 gocce di colorante alimentare verde (opzionale)

Procedimento:

Aggiungete tutti gli ingredienti nel frullatore e frullate fino a che il tutto non diventa liscio. Nel frullato potete cospargere del cioccolato fondente grattugiato a piacere e godervi questo frullato cheto fatto in casa

CONCLUSIONE

La dieta chetogenica può essere definita come un regime alimentare molto particolare, estremamente efficace per il trattamento di alcune patologie (quali obesità o epilessia farmaco-resistente) ma che non può essere seguita per troppo tempo. Infatti, il dibattito tra i medici su questo tipo di dieta è ancora in discussione. La dieta chetogenica ha la duplice caratteristica di essere ottima sul breve termine, ma nociva sul lungo termine. Questo è assolutamente fondamentale per coloro che sono interessati a questa dieta perché non facciano nulla autonomamente, ma si affidino e la seguano solo dopo averne discusso con dei medici professionisti come dietisti, dietologi e nutrizionisti.

Come abbiamo visto, rispetto alle diete "tradizionali" e alle mode pseudo-scientifiche possono affermare, non tutte le classi alimentari hanno la stessa importanza per il corretto funzionamento del corpo, e questo si riferisce ai carboidrati. Nel regime alimentare della dieta chetogenica quello che accade è che l'apporto di zuccheri e carboidrati, ovvero la fonte principale di glucosio vale a dire quell'alimento fondamentale da cui le cellule traggono energia, vengono ridotti drasticamente a favore di proteine e grassi. Inoltre, in tutte le diete si prevede l'assunzione di molta acqua non solo per stimolare il funzionamento dell'intestino, ma anche per diminuire la secchezza delle feci, la stanchezza, i crampi e la tachicardia. Tra i vantaggi di una dieta chetogenica troviamo il contrasto della steatosi epatica, perché il fegato è molto più purificato.

Oltre ad abbattere i carboidrati: in una dieta cheto non bisogna superare i 50 grammi dei nutrienti ad alto impatto energetico. Tuttavia, si possono consumare i grassi purché sani. Certamente, è bene evitare di assumerli in grande quantità ovvero monoinsaturi e polinsaturi come l'olio d'oliva, quello di avocado o di noci. Non ci sono controindicazioni nel caso dei grassi di origine animale, ma è bene consumare lo sgombro, il salmone e le sardine per l'apporto di omega -3. In una dieta cheto i cibi vanno assunti in modo equilibrato e con moderazione. Questo perché se assunti in eccesso possono convertirsi in glucosio e bloccare quindi il processo di chetosi.

Spero che le ricette contenute in questo libro vi piacciano. L'ultimo consiglio efficace che vale per qualunque tipo di dieta è quello di rivolgersi a un medico per controllare anche il proprio stato di chetosi e rimanere sempre in salute per evitare di sovraccaricare il corpo.